中国医学临床百家

王 天 / 著

大动脉炎

2024 观点

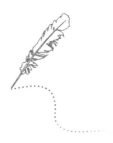

科学技术文献出版社
SCIENTIFIC AND TECHNICAL DOCUMENTATION PRESS

·北京·

图书在版编目（CIP）数据

大动脉炎2024观点 / 王天著. -- 北京 ：科学技术
文献出版社，2024. 10. -- ISBN 978-7-5235-1573-0

Ⅰ．R543.1

中国国家版本馆 CIP 数据核字第 2024DV4868 号

大动脉炎2024观点

策划编辑：吴　微　　责任编辑：吴　微　　责任校对：张　微　　责任出版：张志平

出　版　者　科学技术文献出版社
地　　　址　北京市复兴路15号　　邮编　100038
编　务　部　(010) 58882938，58882087（传真）
发　行　部　(010) 58882868，58882870（传真）
邮　购　部　(010) 58882873
官 方 网 址　www.stdp.com.cn
发　行　者　科学技术文献出版社发行　全国各地新华书店经销
印　刷　者　北京虎彩文化传播有限公司
版　　　次　2024 年 10 月第 1 版　2024 年 10 月第 1 次印刷
开　　　本　710×1000　1/16
字　　　数　64千
印　　　张　7.5　彩插2面
书　　　号　ISBN 978-7-5235-1573-0
定　　　价　98.00元

序
Preface

韩启德

　　欧洲文艺复兴后，以维萨利发表《人体构造》为标志，现代医学不断发展，特别是从 19 世纪末开始，随着科学技术成果大量应用于医学，现代医学发展日新月异，发生了根本性的变化。

　　在过去的一个世纪里，我国现代化进程加快，现代医学也急起直追。但由于启程晚，经济社会发展落后，在相当长的时期里，我国的现代医学远远落后于发达国家。记得 20 世纪 50 年代，我虽然生活在上海这个最发达的城市里，但是母亲做子宫切除术还要到全市最高级的医院才能完成；我患猩红热继发严重风湿性心包炎，只在最严重昏迷时用过一点青霉素。20世纪60—70年代，我从上海第一医学院毕业后到陕西农村基层工作，在很多时候还只能靠"一根针，一把草"治病。但是改革开放仅仅40多年，我国现代医学的发展水平已经接近发达国家。可以说，世界上所有先进的诊疗方法，中国的医生都能做，有的还做得更好。更为可喜的是，近年来我国医学界开始取得越来越多的原创性成果，在某些点上已经处于世界领先地位。中国医生已经不再盲从发达国家的疾病诊疗指南，而能根据我们自己的经验和发现，根据我国自己的实际情况制定临床标准和规范。我们越来越有自己的东西了。

要把我们"自己的东西"扩展开来，要获得越来越多"自己的东西"，就必须加强学术交流。我们一直非常重视与国外的学术交流，第一时间掌握国外学术动向，越来越多地参与国际学术会议，有了"自己的东西"也总是要在国外著名刊物去发表。但与此同时，我们更需要重视国内的学术交流，第一时间把自己的创新成果和可贵的经验传播给国内同行，不仅为加强学术互动，促进学术发展，更为学术成果的推广和应用，推动我国医学事业发展。

我国医学发展很不平衡，经济发达地区与落后地区之间差别巨大，先进医疗技术往往只有在大城市、大医院才能开展。在这种情况下，更需要采取有效方式，把现代医学的最新进展以及我国自己的研究成果和先进经验广泛传播开去。

基于以上考虑，科学技术文献出版社精心策划出版"中国医学临床百家"丛书。每本书涵盖一种或一类疾病，由该疾病领域领军专家撰写，重点介绍学术发展历史和最新研究进展，并提供具体临床实践指导。临床疾病上千种，丛书拟以每年百种以上规模持续出版，高时效性地整体展示我国临床研究和实践的最高水平，不能不说是一个重大和艰难的任务。

我浏览了丛书中已经完稿的几本书，感觉都写得很好，既全面阐述有关疾病的基本知识及其来龙去脉，又介绍疾病的最新进展，包括笔者本人及其团队的创新性观点和临床经验，学风严谨，内容深入浅出。相信每一本都保持这样质量的书定会受到医学界的欢迎，成为我国又一项成功的优秀出版工程。

"中国医学临床百家"丛书出版工程的启动，是我国现代医学百年进步的标志，也必将对我国临床医学发展起到积极的推动作用。衷心希望"中国医学临床百家"丛书的出版取得圆满成功!

是为序。

作者简介
Author introduction

　　王天，医学博士，主任医师。北京和睦家医院风湿免疫科主任。从事内科及风湿病临床工作 30 年，主要研究方向是风湿病的心脏和大血管损害，主要研究疾病是多发性大动脉炎，已发表相关中英文学术论文数十篇。

　　学术身份有美国风湿病学会（American College of Rheumatology, ACR）国际会员（Fellow），欧洲抗风湿病联盟（European League Against Rheumatism，EULAR）会员（Member），国际血管炎临床研究联盟（Vasculitis Clinical Research Consortium，VCRC）成员，中国医师协会风湿病专科医师分会血管炎学组委员，海峡两岸医药卫生交流协会风湿病专业委员会委员，北京医学会风湿病学分会委员，北京医师协会风湿免疫专科医师分会理事；担任多项国家级、省部级科研基金评审专家；担任多个国内外风湿病专业期刊审稿专家。

前 言
Foreword

　　多发性大动脉炎，简称大动脉炎，是一种严重危害患者健康的自身免疫性大血管疾病。大动脉炎虽然是罕见病，但是，在我国这样的人口大国，大动脉炎患者数量依然是个巨大的数字。大动脉炎起病隐匿，症状不突出，患者本人不易感知或重视；临床医生在面对大动脉炎患者时也有可能"视而不见"，导致漏诊、误诊。

　　基于这样的情况，我于2017年出版了《大动脉炎王天2017观点》。考虑到同行们都是"脚打后脑勺"的工作状态，我的文字尽可能简明扼要；虽然是专业书籍，但是，力求语言通俗易懂，轻松活泼，期望读到此书的医生和患者均能获得相关知识。新版承接了上部的语言文字风格。

　　2次出版期间，正是国际学术界大幅度更新对大动脉炎认识的时期。我本人参与了一个国际多中心的临床研究（DCVAS），该研究目的之一是改进大动脉炎的诊断方法并提出新的治疗方案。这段时间也是国内医学界对大动脉炎进行深耕细作研究的时期。面对这些海量的研究成果，我根据临床需要，摘取其中精华，更新到本版书中。

除了相同章节内容的更新，本书比上部多了1个章节，重点叙述大动脉炎的几个重要血管受累。这是大动脉炎临床诊治的重点，也是我从事大动脉炎研究和临床工作产生深切体会的地方，希望能给读者朋友提供更多的帮助。

同上部一样，本书中观点代表我本人的学术观点，期待同行指正。因力求简洁，所引文献未免挂一漏万。如读者朋友需进一步了解相关信息，欢迎与我邮件往来。工作邮箱：cellbiology0703@126.com。

"中国医学临床百家"丛书在出版社老师的精心浇灌之下，已经成为医学出版界的一个知名品牌。其著作形式灵活、新颖，细节上体现国际出版界理念。他们的思路和想法经常令我耳目一新。

非常感谢科学技术文献出版社一如既往的支持！感谢编辑吴微在本书成书过程中付出的艰辛劳动。感谢张楠教授及秦淮教授提供的影像资料及图注。感谢所有为本书出版过程中付出汗水的朋友！

二〇二四年初夏 于北京

《大动脉炎王天 2017 观点》　　　　前　言

　　大动脉炎很容易漏诊，还非常难治，这一点，相信诊治过大动脉炎的医生都认同。近些年，在我的临床工作中，有较多的大动脉炎患者前来就诊。因此，工作的需要使我开始关注这种我以前比较陌生的疾病。

　　在诊室里，可以说患者逐步教会了我如何诊断和治疗大动脉炎。大动脉炎以年轻人为主，看着他们本应青春勃发的身影却疾病缠身，我深感身上责任重大。为了治疗疾病，很多患者克服了生活中的重重困难。有个小伙子为了方便看病，辞掉了当地的工作，到医院附近找了一家公司当保安；有个姑娘在当地做售货员，收入菲薄，平时省吃俭用，以确保能准时来医院复诊；还有一个女孩血管病变很严重，做了多次手术，仍然乐观地面对生活……患者的坚持、信任和乐观鼓舞着我不断地学习和钻研。

　　从诊室里回来，我阅读有关血管炎的中外书籍，在网上查阅相关文献，没有结论的地方就自己做点研究，慢慢地对大动脉炎的诊断和治疗有了一些心得体会。这些心得，我在科内查房和院内交流等场合常常与身边的医生分享，希望能让更多的医生对这样的少见病有所认识。

　　现在，有幸科学技术文献出版社的编辑前来约稿，使我能够把自己对大动脉炎的一点粗浅的认识写出来，与更多的同人分享。本书在写作上对大动脉炎做了简要而全面的阐述，目的有两个：一是让本书成为手边工具书，方便读者在工作中查阅大动脉炎相关内容；二是为了达到抛砖引玉之目的，便于其他学者今后对大动脉炎的某个领域提出更深入的见解。

　　本书为"中国医学临床百家"丛书的一部分，该丛书的特点是展现作者个人的学术观点，本书也是一样。由于本人水平有限，一定存在某些偏颇之处，也请各位同人批评指正。

　　利用写书的这个机会，向曾从事大动脉炎临床和研究工作的前辈表示我的敬意，向当前正在进行大动脉炎临床工作和研究的同道致敬！

　　感谢我院影像科张楠博士及超声科秦淮博士提供的影像资料及图注，感谢编辑们在本书成书过程中付出的艰辛劳动，感谢所有在本书出版过程中付出劳动的人！

目 录
Contents

大动脉炎：稀罕的"东方美女病"

周一的早上，风和日丽。这是我门诊的时间。我，书蠹，一个风湿免疫科医生，此刻坐在诊室里等待第一位患者。

进来的是一位拖着行李箱，风尘仆仆，二十出头的女孩，电脑系统里登记的名字叫"二妞"。二妞神情疲惫，微皱眉头，一副心事重重的样子。

二妞坐稳，我开始询问病情。二妞说，她从上高中一年级开始头痛，间断出现。大家都知道高中生学习紧张，所以认为是累的。高考体检时发现血压升高，又以为是精神紧张所致。上大学以后，头痛愈加频繁，还不时心慌、气短，就去看中医，结果发现居然摸不到脉搏。此后，二妞到处看病，中医、西医都看过，甚至看过"祖传神医"，得到了好几个疾病诊断，血压也忽高忽低。无奈之下，二妞下决心来北京看病。因为事先了解到医院的风湿免疫科"专门"看"疑难杂症"，于是，此刻，她就坐在了我的面前。

带着一脸的苦涩，二妞把她病情的每一步变化，去过的每一个医院一一道来。我也很少打断她的叙述，因为患者有时不经意的一句话，可能恰恰是疾病的诊断线索。

我一边听着二妞的讲述，一边翻动着二妞带来的一摞病历。这摞病历是由大小不一、样式不同的多种门诊病历、住院记录、五花八门的检查，以及不下 20 张的影像图片组成。这些资料都放在了那个带进诊室的行李箱里。在这些资料的背后，是患者艰辛的就诊过程以及巨大的时间和金钱投入。

凝视着这些病历资料，我的头脑却像陀螺一样飞速旋转，像侦探一样抽丝剥茧。渐渐地，一个疾病的名字进入到我的脑海：多发性大动脉炎。

1. 多发性大动脉炎是主动脉及其分支的炎症性疾病

"多发性……大……动脉……炎？"二妞的表情充满了困惑。显然，这个疾病名称她是第一次听说。这，一点也没有出乎我的预料。

相信对多发性大动脉炎陌生的不仅仅是二妞，许多读者朋友，甚至医院里其他科室的医生也对此不熟悉。我也是工作多年以后才对这个疾病有了较多的了解。

根据我看到的资料，首次报道多发性大动脉炎的时间是1761 年，一名叫 Morgagni 的医生报道了一位 40 岁的女性患者在去世多年前就有脉搏消失的独特表现，死后尸检证实其大血管有狭窄和动脉瘤。1856 年，Savory 报道了一例 22 岁的女性患者颈动脉搏动消失并且单侧视力丧失，其上肢的大血管僵硬如绳索。1908 年，日本眼科医生 Takayasu 报道了一例 21 岁的女性患者眼底出现了特殊的动静脉吻合病变。此后的研究证实，这些病例很可能是同一类疾病，均以主动脉及其分支的慢性炎症为特征。从 20 世纪 70 年代起，人们就以这个日本眼科医生的名字命名该类疾病，即 Takayasu 动脉炎（Takayasu's arteritis，TAK）。以中国医学科学院阜外医院刘力生教授为代表的我国老一代专家将其翻译为多发性大动脉炎，简称大动脉炎。大动脉炎是一种主要累及主动脉及其分支的自身免疫性大血管炎，由于疾病累及了患者的心血管系统和多个脏器，患者往往并非首诊于风湿免疫科，而是辗转于医院多个科室，最常见的首诊科室是心内科（因为高血压）和血管外科（因为肾动脉狭窄）。因此，非风湿病专业医生了解并初步识别大动脉炎是非常重要的。

2. 大动脉炎是一个少见病

有的读者朋友可能会说，我怎么没有见到这么多的大动脉炎？是的，虽然我诊疗过的大动脉炎患者比较多，但是并不代表大动脉炎是一个常见病。1985 年，美国学者 Hall 分析了梅奥医学中心（Mayo Clinic）在 1971—1982 年这 11 年间诊治的 32 例大动脉炎患者，估测美国大动脉炎的年发病率为 2.6/100 万。2021 年，英国研究显示大动脉炎的年发病率是 1.1/100 万。这两个数字说明，假如在美英国家，2000 万人中每年新发大动脉炎患者只有 22 ～ 52 例。因此，在美国和英国，大动脉炎确实是一个罕见病。在亚洲，患者多一些，大致算是一个少见病。

3. 大动脉炎是一个东方病

大动脉炎在英美等国家罕见，在东方国家，情况又怎样呢？我国上海地区 2015—2017 年的研究数据显示，大动脉炎的时点患病率是 7.01/100 万，平均年发病率为 2.33/100 万。多方研究表明，亚洲国家的发病率和患病率相对较高，年发病率为（0.34 ～ 2.4）/100 万，年患病率为（3.3 ～ 40）/100 万。所以，大动脉炎是一个东方病，这一点基本上成为共识。

作为一名中国的临床医生，我们在临床工作中有多少机会遇见这种"东方病"呢？

根据上海的流行病学资料进行估计：假设我国的年发病率为 2.3/100 万，我国有 14 亿人口，因此全国每年大约有 3220 例新发的大动脉炎病例；患病率按照 3.3/100 万计算，全国每年大约有 4620 人患有大动脉炎。按照这个数据推测，我们每位临床医生在 20 ～ 30 年的职业生涯中总会遇到大动脉炎的患者。对于风湿免疫科专科医生或心血管专科医生来说，接诊大动脉炎患者的机会就更多了。

4. 大动脉炎是以青年患者为主的疾病

大动脉炎有年龄分布特征。在日本，大动脉炎患者起病的平均年龄是 24 岁。根据中国医学科学院阜外医院大动脉炎样本量为 566 例的临床研究显示，平均发病年龄为（28.9±12.0）岁；中国人民解放军总医院的资料显示，患者发病时平均年龄为（26±10）岁；北京协和医院的资料显示，患者的发病年龄为 7～56 岁，平均年龄为 26.2 岁；复旦大学附属中山医院的资料表明，患者的发病年龄为 6～55 岁，平均年龄为 25.3 岁。由此可以看出，大动脉炎是一类以青年患者为主的疾病。

5. 大动脉炎是以女性患者为主的疾病

大动脉炎的患者有性别倾向，女性与男性的患病比例在日本为 9：1；印度的研究显示大动脉炎女性与男性患病比为 51：32；我国早年对 530 例患者资料的分析表明，女：男为 2.9：1；在中国医学科学院阜外医院 566 例患者的研究资料中，女性占 79.2%。可以看出大动脉炎是一个以女性患者为主的疾病。二妞就是一个青年女性患者。

综合以上研究，大动脉炎的患者分布特点为：东方、女性、青年。所以，大动脉炎就获得了一个俗名："东方美女病"。

二妞问我："这么少见的病，医生们是怎么发现的？"

是啊，我们该如何在临床工作中发现和诊断大动脉炎呢？当然是从患者的临床表现特点找线索啦，请看下文。

参考文献

1. HALL S, BARR W, LIE J T, et al. Takayasu arteritis: a study of 32 North American patients. Medicine（Baltimore）, 1985, 64（2）: 89-99.

2. RUTTER M, BOWLEY J, LANYON P C, et al. A systematic review and meta-analysis of the incidence rate of Takayasu arteritis. Rheumatology（Oxford）, 2021, 60（11）: 4982-4990.

3. SUN Y, YIN M M, MA L L, et al. Epidemiology of Takayasu arteritis in Shanghai: a hospital-based study and systematic review. Int J Rheum Dis, 2021, 24（10）: 1247-1256.

4. UEDA H, MOROOKA S, ITO I, et al. Clinical observation of 52 cases of aortitis syndrome. Jpn Heart J, 1969, 10（4）: 277-288.

5. ZHENG D, FAN D, LIU L. Takayasu arteritis in China: a report of 530 cases. Heart Vessels Suppl, 1992, 7: 32-36.

6. CONG X L, DAI S M, FENG X, et al. Takayasu's arteritis: clinical features and outcomes of 125 patients in China. Clin Rheumatol, 2010, 29（9）: 973-981.

7. SHARMA B K, SAGAR S, SINGH A P, et al. Takayasu arteritis in India. Heart Vessels Suppl, 1992, 7: 37-43.

8. 邓小虎, 黄烽. 大动脉炎 159 例回顾性临床分析. 中华风湿病学杂志, 2006, 10（1）: 39-43.

"窄" 引起了大动脉炎的主要症状和体征

　　无论是患者还是医生，大动脉炎都是不易被感受到和不易被诊断的，主要原因是大动脉炎的症状和体征太少了！即使有，也往往不特异，容易被患者和医生忽略。二姐这个病例就有这个特点。大动脉炎常有一些非特异的临床表现，如发热、乏力、全身不适，甚至有的患者干脆就没有任何症状，因为某个偶然因素或因检查甲状腺时偶尔发现颈动脉异常，进而发现大动脉炎。所以，抓住疾病的特点，从有限的症状和体征中发现线索，进而确诊疾病，而不漏诊或误诊，是临床医生诊断大动脉炎的关键。

6. 大动脉炎的临床表现体现在动脉血管和受累脏器两部分

　　任何疾病的临床表现都来源于疾病引发的病理损伤。大动脉炎的主要病变部位是主动脉及其分支，主要病变形式是动脉的管壁增厚、狭窄、闭塞，有时有动脉瘤形成。因此，大动脉炎的临床表现包括两部分：动脉血管本身的临床表现和受累脏器的临床表现。

7. "痛"和"窄"是动脉血管本身的临床表现

动脉血管的慢性炎症是大动脉炎的基本病理改变。炎症可引起组织的肿胀和疼痛，疼痛多为组织肿胀引起的牵拉痛。

（1）疼痛部位：多数大动脉炎引起节段性动脉受累，疼痛往往位于受累动脉的周围或附近。最常见的受累部位是主动脉弓及其分支动脉，4.4% 的患者出现"莫名其妙"的颈部或前胸部疼痛。当病变动脉位于胸主动脉时，患者可以感到胸背痛；当病变动脉位于腹主动脉时，患者则可以感到腹痛。

（2）疼痛性质：动脉炎症引起的疼痛基本符合内脏痛的特点，有钝痛和定位不准确的表现。虽然是动脉血管炎症引起的疼痛，但是疼痛常常不与脉搏相关。如果动脉病变为动脉瘤，则可出现搏动性疼痛。最应该引起患者和医生重视的疼痛是撕裂样的疼痛，这往往是出现了动脉夹层甚至是动脉破裂时才有的症状，应当立即就诊。

（3）疼痛诱因：多数情况下没有明确诱因。常见的情景是患者在过度劳累时感到颈部或背部疼痛。这一般发生在已确诊的患者或即将确诊的患者身上，而对未确诊的患者，医生一般不会立即联想到这与大血管病变有关。患者的模糊感受会给医生采集病史带来困难，医生需要仔细甄别患者的主诉，从中找到线索。明确的发病因素对患者今后的生活管理有重要意义。大动脉炎患者在过度或不当用力之后，有时可以出现用力肢体的疼痛；偶尔在情绪激动或大量饮酒后也会出现疼痛感。

（4）疼痛持续时间：时间长短不固定，也没有规律。

（5）疼痛缓解方式：多数为自发缓解。

（6）动脉血管自身病变引起的体征很少或难于发现，最常见的是无脉症和血管杂音。

无脉症指的是桡动脉或足背动脉搏动消失。大动脉炎最常见、最具特征性的病变是锁骨下动脉狭窄或闭塞，可一侧，也可双侧。锁骨下动脉狭窄到一定程度，就可以引起该侧桡动脉无脉。这就是大动脉炎俗称"无脉症"的缘由。如果下肢动脉狭窄或闭塞，如髂总动脉受累，就可以导致该侧足背动脉无脉。对国内患者的研究表明，21.2% ～ 37.2% 的大动脉炎患者可出现无脉症。二妞就是出现了无脉症。

血管杂音产生的机制是血液流经血管的狭窄部位时产生湍流，湍流引起振动。血管杂音的性质为粗糙的吹风样杂音。一般的听诊部位是大中血管接近体表的部位。由于大动脉炎引起颈部动脉狭窄的机会较多，故在颈部动脉听诊区最易听到血管杂音。大约一半的大动脉炎患者可以发现血管杂音。

8. "窄"导致受累脏器缺血从而引起相应临床表现

大动脉炎的动脉损害多数是狭窄或闭塞病变，这些病变导致所供血脏器缺血，从而引起相应的临床表现。

（1）肢体跛行：肢体动脉的狭窄或闭塞引起肢体的缺血。虽然一般不会引起肢体的缺血性坏死，但是活动耐力急剧下降是显而易见的。具体表现就是短时间活动即出现肢体的无力症状，可以是上肢，也可以是下肢；可以是单侧，也可以是双侧。我国人群的发生率约为 27.9%。

（2）头痛、头晕：这是大动脉炎常见的症状之一，二妞就是以头痛为主要表现。引起这些症状的原因主要有二：一是高血压，这里的高血压一般是继发性高血压，其引起高血压的病因亦有两种——首先是肾血管性高血压，即单侧或双侧肾动脉狭窄或闭塞，激活肾素—血管紧张素—醛固酮系统（renin angiotensin aldosterone system，RAS）；其次是动脉广泛狭窄，亦可激活 RAS。二是颅内动脉受累，颅内动脉受累是大动脉炎少见但很严重的情况，患者可因此出现脑卒中或失明，其中前者多为脑梗死，因为颅内动脉受累形式多为动脉狭窄，加之狭窄部位周围因血液湍流及内皮细胞受损而易出现血栓。对国人的研究表明，60% 以上的大动脉炎患者可以发生继发性高血压，主要是肾血管性高血压。而在高血压患者中，继发性高血压占 1.1%，肾血管性高血压则是继发性高血压的主要原因。

（3）胸闷、气短：临床医生都知道，出现这样的症状一般不是心脏的问题就是肺的问题，大动脉炎患者也一样。倘若是心脏受累，多数是左心功能不全的表现。大动脉炎导致的心功能不全常见原因其实是高血压导致的高血压性心脏病，另一个原因是主动脉瓣关闭不全，我国大约有 50% 的患者出现瓣膜受累。虽然大动脉炎患者可以出现心脏多个瓣膜异常，但是目前尚无大动脉炎直接引起心瓣膜损害的证据。进一步寻踪问迹，会发现主动脉窦或升主动脉扩张是导致主动脉瓣关闭不全的因素。假使是肺受累，主要是肺动脉受累，而非支气管动脉或肺实质受累。肺动脉受累可引起肺动脉高压，并继而影响心功能，引起右心功能不全。

（4）心绞痛：大动脉炎的"劣迹"不仅仅是它累及主动脉，而且它还屡屡累及主动脉的许多分支，这些分支多数是中等动脉，冠状动脉受累就是这方面的典型代表，患者可因此出现典型心绞痛甚至心肌梗死的临床表现。我国1.9% ～ 11.7%的患者有冠状动脉受累。当然，这个统计数据的差异较大，可能与不同临床科室的大动脉炎患者群体有各自的特点有关。冠状动脉病变的特点是主要累及冠状动脉开口，这使得此类患者心脏病变往往非常严重。

从上面的叙述可以看到，大动脉炎其实是有一些临床表现的，这些临床表现是临床医生发现和诊断大动脉炎的重要依据，必须特别重视。但是，除了无脉症之外，其他临床表现都不具有特异性。并且，包括无脉症在内，上述所有表现往往得不到患者本人的重视，至少是重视得不及时；非风湿病专业或血管外科专业的医生也容易忽略或根本没有考虑到大动脉炎的可能；更重要的是有的患者根本没有任何症状。从而导致临床上误诊、漏诊比比皆是。

书蠹体会，抓住体格检查中出现的症状与体征，如无脉症、血管杂音、血压升高，就能够抓住大动脉炎的诊断线索。那么，如何进一步验证这个诊断分析呢？当然就是实验室工作了，请看下文。

参考文献

1. 杨丽睿，张慧敏，蒋雄京，等 . 566 例大动脉炎患者的临床特点及预后 . 中国循环杂志，2015，30（9）：849-853.

2. ZHENG D，FAN D，LIU L. Takayasu arteritis in China：a report of 530 cases. Heart Vessels Suppl，1992，7：32-36.

3. 肖占祥，陈福真，符伟国，等 . 多发性大动脉炎 366 例的治疗 . 中华普通外科杂志，2001，16（5）：261-263.

4. 刘力生，陈孟勤，曾贵云，等 . 高血压研究四十年 . 中国医学科学院学报，2002，24（4）：401-408.

5. 高娜，慈维苹，田春营，等 . 大动脉炎合并心脏瓣膜病变的临床特点 . 中华医学杂志，2016，96（27）：2138-2141.

6. 蒋雄京，杨跃进，高润霖，等 . 大动脉炎累及冠状动脉的分析 . 中华内科杂志，2002，41（9）：592-594.

炎症是大动脉炎最重要的实验室发现

　　每位临床医生都知道实验室检验工作的重要性，每位风湿科医生都对实验室的检验工作者心存感激！检验科医生作为风湿科医生临床工作中的坚强伙伴，在"幕后"给予了有力的支持。

　　但凡自身免疫性风湿病都有两个实验室发现：炎症/免疫指标异常和自身抗体阳性。为了协助大动脉炎的临床诊断和疾病评估，检验科医生和检验医学研究人员做了大量的工作，目前已经可以提供大动脉炎患者炎症状况的证据。这样，我，医生书蠹，就可以通过实验室检查来进一步了解二妞的病情。

9. "急性时相反应物"检测是大动脉炎最重要的实验室炎症指标

　　首先介绍一下急性时相反应物。急性时相反应物包括红细胞沉降率（erythrocyte sedimentation rate，ESR）和多种急性/慢性炎症状态下肝脏产生的与炎症相关的蛋白，即急性时相反应蛋白，如 C 反应蛋白（C reactive protein，CRP）。在临床工作中，急性时相反应物作为反映机体炎症水平的指标，除 ESR 和 CRP 外，还有血清淀粉样蛋白 A（serum amyloid A，SAA）、铁蛋白、正五聚体蛋白 -3（pentraxin-3，PTX-3）等。

（1）临床上最常用的是 ESR 和 CRP。ESR 检测的是单位时间内红细胞沉降的速度，这个速度由多种因素决定。在没有贫血的情况下，ESR 取决于血浆中电荷的改变。红细胞一般带负电荷，相互间的电荷排斥性有利于红细胞在血液中维持悬浮状态，而急性时相反应蛋白（如纤维蛋白原）多数带正电荷。因此，后者（包括免疫反应相关物质，如免疫球蛋白）的增多会减弱红细胞的悬浮性，使得红细胞在检测管中沉降加速，这就是医生习惯说的"血沉增快"。

ESR 增快反映的是血浆中炎症/免疫反应相关物质的增多，也可以说"炎症水平高"。

CRP 是辅助免疫细胞吞噬病原体的物质。但是，由于 CRP 是肝脏细胞在促炎症性细胞因子的驱动下产生的，并非仅在感染时 CRP 才会升高。因此，在许多非感染性炎症（如自身免疫性炎症）发生时，CRP 也会升高。

活动期大动脉炎患者一般都有 ESR 和（或）CRP 升高。在没有贫血的情况下，如果患者 ESR 和 CRP 同样升高或降低，比较好理解。如果患者 ESR 升高而 CRP 不升高，表明炎症反应不明显（低水平，不是没有）而免疫反应突出；如果 ESR 正常而 CRP 升高，表明免疫反应不突出而炎症反应明显。

（2）穿透素 -3（PTX-3），也叫正五聚体蛋白 -3。PTX-3 属于可溶性的模式识别受体，由炎症部位的内皮细胞、成纤维细胞及活化的白细胞合成。由于炎症血管的构成细胞及免疫细胞参与了 PTX-3 的合成和分泌，因此 PTX-3 有可能反映血管的炎症水平。国内外研究表明，PTX-3 在急性局部感染性疾病、冠状动脉粥样硬化性心脏病、稳定性心绞痛和类风湿关节炎患者中与健康人 PTX-3 的水平相似，而在脓毒症、系统性红斑狼疮、巨细胞动脉炎（一种与大动脉炎非常相似的大血管炎）患者中升高。

意大利学者研究认为，PTX-3 在判断大动脉炎的活动性中优于 CRP 和 ESR，PTX-3 高于 1.0 ng/mL 可以作为判断大动脉炎活动的阈值。国内学者的研究也证实 PTX-3 能够很好地区分活动性大动脉炎和非活动性大动脉炎，其检测阈值为 10.71 ng/mL，敏感性为 88.89%，特异性为 77.78%，准确性为 84.44%，其曲线下面积（AUC）为 0.95。

PTX-3 更有价值的地方在于它可以弥补 ESR 和 CRP 的一些临床应用上的短板。例如，在常见的非重症感染性疾病患者中，ESR 和 CRP 会有明显升高，而 PTX-3 并不升高。当大动脉炎需要与感染性动脉炎鉴别或者判断大动脉炎患者是否合并感染时，ESR 和 CRP 的表现差强人意，而 PTX-3 则可以大显身手。再如，ESR 和 CRP 与大动脉炎血管病变的进展并不平行，而研究发现 PTX-3 却与影像学所提示的血管损伤进展平行。换句话说，PTX-3 的升高可以提示患者血管损伤有进展。此外，PTX-3 与

ESR 和 CRP 无相关性，但在大动脉炎的活动期，其变化规律却与 CRP 平行。

10. 其他免疫／损伤指标对大动脉炎可能具有潜在的临床价值

（1）多种免疫相关蛋白与大动脉炎的炎症有一定相关性：我国有研究提示，大动脉炎血浆中有许多炎症相关蛋白升高，如血清淀粉样 P 物质、纤维蛋白原、C3c、C4a、C7、C4 结合蛋白，补体因子 H- 相关蛋白 1 等。

（2）损伤因子与大动脉炎的炎症相关：炎症带给机体的是损伤。自身免疫性炎症常常激活胶原酶，破坏结缔组织，大动脉炎也没有摆脱这个"宿命"。被活化的胶原酶是基质金属蛋白酶（matrix metalloproteinase，MMP），主要是 MMP-3 和 MMP-9。有损伤就说明前期有炎症，因此，机体损伤因子有可能成为炎症活动的指标。研究提示，MMP-3 和 MMP-9 可能成为大动脉炎的活动性指标。另外，可溶性糖基化终产物受体（soluble receptor for advanced glycation end product，sRAGE）有可能成为活动性大动脉炎的标志物，AUC 为 0.88。

随着对疾病研究的深入，近些年有学者又发现了一些参与大动脉炎发病机制的分子，有的可以作为疾病的活动或损伤标志物，这些研究结论还加深了我们对疾病的认识。但是，这些研究结果要广泛应用于临床还有一定的距离，所以，书蠹就不在这里赘述了。炎症和免疫指标既可以用来作为疾病活动性的判断指标，也是和其他血管疾病鉴别的重要参考。

11. 大动脉炎缺乏特异性的自身抗体

自身抗体是自身免疫性疾病的重要特征，大动脉炎目前仍归类于自身免疫性疾病。因此，理论上大动脉炎应该有其特异性的自身抗体。但是，书蠹遗憾地发现，国际上还没有发现大动脉炎特异性的自身抗体。

（1）抗内皮细胞抗体（anti-endothelial cell antibody，AECA）是大动脉炎有临床价值但缺乏特异性的自身抗体。AECA 是当前研究显示对大动脉炎患者有一定临床意义的自身抗体。国外研究表明，AECA 在大动脉炎患者的阳性率为 89.4%，以 IgM 和 IgG 型抗体更有意义，并且前者在活动期患者中高于缓解期患者，我国学者对国内人群的研究也肯定了上述结论。有研究进一步发现，AECA 是致病性自身抗体，该抗体的不足之处是它在其他自身免疫性血管炎中也可有一定的阳性率，如贝赫切特综合征。所以，AECA 对于大动脉炎是一个有临床价值但缺乏特异性的自身抗体。

（2）抗膜联蛋白Ⅴ抗体是能够反映部分大动脉炎患者疾病活动性的自身抗体。膜联蛋白是一类被钙离子活化后可与膜磷脂结合的蛋白，参与膜转运及膜表面其他一系列依赖于钙调蛋白的活动，有多种亚型。抗膜联蛋白Ⅴ抗体在大动脉炎患者的阳性率为

36%，其中，在活动期大动脉炎患者中为 53%，而在缓解期大动脉炎患者中为 17%。该抗体在大动脉炎患者中表现为升高，并且活动期患者的抗体水平高于缓解期患者。我国对国内人群的研究与上述结论相同。但是，抗膜联蛋白 V 抗体也是一种在多种自身免疫病中存在的自身抗体。

（3）大动脉炎患者还可以出现多种自身抗体。一些研究证明，大动脉炎患者可以出现诸如抗中性粒细胞胞质抗体、抗单核细胞抗体、抗磷脂抗体等，这些抗体均为非特异性抗体。这些研究结论进一步反映了大动脉炎患者体内免疫紊乱的复杂性。

书蠹认为，ESR 和 CRP 是我们目前可以在临床上直接使用的指标，但要注意鉴别诊断；PTX-3 是很有前途的临床指标；自身抗体检测的临床实用性不足，需要深入的蛋白质组学研究来改变这一局面。

作为临床医生，实验室检查工作只能给我们提供大动脉炎的炎症状况，如果要知道患者大血管究竟发生了什么变化，就要求助于医院里的摄影师——影像科医生了，他们既能拍出细致入微的照片，也能留下精彩纷呈的"微视频"。

有时候，影像学资料能让你醍醐灌顶，恍然大悟，感慨原来如此！欲知大动脉炎的影像学发现，请看下文。

参考文献

1. 罗小云，吴庆华，陈忠，等 . 不同时期大动脉炎患者血浆差异表达蛋白的变化 . 中华医学杂志，2010，90（3）：157-160.

2. ISHIHARA T，HARAGUCHI G，KAMIISHI T，et al. Sensitive assessment of activity of Takayasu's arteritis by pentraxin3，a new biomarker. J Am Coll Cardiol，2011，57（16）：1712-1713.

3. 孙颖，马莉莉，刘豪，等 . 正五聚体蛋白 -3（PTX-3）评估多发性大动脉炎（TA）病情活动性的价值 . 复旦学报（医学版），2013，40（4）：390-394，406.

4. DAGNA L，SALVO F，TIRABOSCHI M，et al. Pentraxin-3 as a marker of disease activity in Takayasu arteritis. Ann Intern Med，2011，155（7）：425-433.

5. TOMBETTI E，DI CHIO M C，SARTORELLI S，et al. Systemic pentraxin-3 levels reflect vascular enhancement and progression in Takayasu arteritis. Arthritis Res Ther，2014，16（6）：479.

6. ALIBAZ-ONER F，AKSU K，YENTUR S P，et al. Plasma pentraxin-3 levels in patients with Takayasu's arteritis during routine follow-up. Clin Exp Rheumatol，2016，34（3 Suppl 97）：S73-76.

7. CIEŚLIK P，HRYCEK A. Pentraxin 3 as a biomarker of local inflammatory response to vascular injury in systemic lupus erythematosus. Autoimmunity，2015，48（4）：242-250.

8. PARK M C，PARK Y B，JUNG S Y，et al. Anti-endothelial cell antibodies and antiphospholipid antibodies in Takayasu's arteritis：correlations of their titers and isotype distributions with disease activity. Clin Exp Rheumatol，2006，24（2 Suppl

41）：S10-16.

9. WANG H，MA J，WU Q，et al. Circulating B lymphocytes producing autoantibodies to endothelial cells play a role in the pathogenesis of Takayasu arteritis. J Vasc Surg，2011，53（1）：174-180.

10. PRAPROTNIK S，ROZMAN B，BLANK M，et al. Pathogenic role of anti-endothelial cell antibodies in systemic vasculitis. Wien Klin Wochenschr，2000，112（15/16）：660-664.

11. TRIPATHY N K，SINHA N，NITYANAND S. Anti-annexin V antibodies in Takayasu's arteriti：prevalence and relationship with disease activity. Clin Exp Immunol，2003，134（2）：360-364.

12. MOROVIĆ-VERGLES J. Takayasu's arteritis associated with antiphospholipid antibodies. Rheumatol Int，2006，26（8）：773-774.

狭窄是大动脉炎影像学的 "主旋律"

每当书蠹怀疑某患者患有大动脉炎时，内心都会产生一种 "欲望" ——很想亲眼看看患者的血管究竟 "长啥样"，很想把患者的症状和血管病变对照一下。当然，若要实现这样的愿望，唯一的办法是跟着血管外科医生上手术台。问题是每次产生这个想法时，却是我坐在诊室里的时候。于是，能让我间接 "看到" 血管的影像学检查就成了首选。血管的影像学检查包括对血管的超声检查、CT 血管成像（CT angiography，CTA）、磁共振血管成像（magnetic resonance angiorgraphy，MRA）、数字减影血管造影（digital subtraction angiography，DSA）和正电子发射计算机断层显像（positron emission computed tomography，PET-CT）。

12. 大动脉炎的影像学检查首选对血管的超声检查

对血管的超声检查应该是大动脉炎影像学检查的首选。原因很简单，无创、价廉、无辐射，患者容易接受，医院开展的门槛也低。在书蠹的临床工作中，无论患者的经济情况如何，还没有患者拒绝对血管的超声检查。对血管超声检查的优点很多,除上述外,可以探查血管的形态改变,如狭窄、闭塞等;可以探查血管壁的炎症改变,如管壁增厚、水肿等;可以探查血流的改变,如流速增快,这很可能是血管狭窄的早期表现。规范的、成系列的、可前后对比的对血管的超声检查报告会给临床医生判断患者的病变范围、血管损伤程度、疾病活动性及疗效评价提供充分的依据。

国际上应用多普勒超声技术检查大动脉炎患者的血管始于1974 年。多年前,中国人民解放军总医院就对大动脉炎患者的血管超声特点进行了总结。正常颈总动脉、锁骨下动脉及腹主动脉内膜 – 中层厚度 < 0.8 mm。研究采用管腔狭窄程度计算公式:1–(最狭窄处管径 / 该段动脉的直径);动脉狭窄的诊断标准分轻、中、重度狭窄和闭塞,轻度狭窄为管径狭窄 < 50%,中度狭窄为管径狭窄 51% ~ 79%,重度狭窄为管径狭窄 80% ~ 99%,闭塞管径狭窄 100%。他们发现,大动脉炎声像图特征是动脉内膜 – 中层厚度弥漫性增厚、回声偏低、管腔狭窄或闭塞。随后,上海交通大学医学院附属仁济医院的研究也发现,大动脉炎患者的病变血管壁弥漫增厚,内膜光滑,一般无斑块形成。横切面管壁环形弥漫增厚,包围狭窄管腔,形似"通心粉"状。

近年来,北京协和医院的研究发现,动脉管壁超声表现为弥漫性、均匀性增厚,增厚管壁呈中等或中低回声,33.0% 的管壁呈"通心粉征",63.2% 的管壁呈"靶环征"。大动脉炎活动期组管壁厚度大于非活动期组,且大动脉炎患者组的管壁厚度均大于对照组。以管壁厚度来判断大动脉炎活动状态的最佳诊断阈值为2.25 mm，敏感性为71.4%，特异性为66.0%。按照有无管腔狭窄（管腔狭窄指内径减少≥50%）进一步分组，分别确立诊断阈值。狭窄组中，最佳诊断阈值为2.40 mm，敏感性为90.0%，特异性为57.7%，准确性为71.7%；非狭窄组中，最佳诊断阈值为2.25 mm，敏感性为55.2%，特异性为81.5%，准确性为67.9%。国内安徽、新疆、云南、黑龙江等地的研究者对大动脉炎超声影像的研究也证实了上述结论。

书蠹注意到，这些研究首先提到了大动脉炎血管病变的主要表现就是狭窄，不同部位的血管狭窄程度往往不同；其次就是血管壁厚度。研究者对管壁厚度的测量多数采用了内膜－中膜厚度（intima-media thickness，IMT）。IMT指的是动脉管壁的中等（中低）回声带对应内－中－外膜三层结构或内－中膜的复合物，是否均包含外膜成分尚无定论。

北京协和医院的研究者认为，患者病程长时，靶环征内侧高回声线代表内膜与管腔的反射界面，低回声带代表增厚的内膜，中等（中低）回声带代表外－中膜复合物，而外侧高回声带为管壁周围结缔组织。而对于病程短的患者，内－中膜尚未受累或未完全受累，此时依然残存正常内－中膜结构，而中等（中低）回声带为外膜成分。

这里还提到了两个特殊征象："通心粉征"（图1）和"靶环征"（图2）。"通心粉征"指的是动脉血管在二维超声图像上表现为受累节段动脉管壁的弥漫性、均匀性增厚，由"高-中（低）-高"三层回声构成，横切面呈均匀环状增厚，类似于意大利通心粉，也可称为"甜甜圈征"。"靶环征"指的是动脉血管在二维超声图像上表现为动脉管壁出现了多层改变，纵切面上管壁由内向外呈"高-低-中-高"四种回声带相间排列，横切面呈"靶环"状。

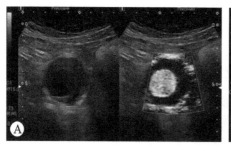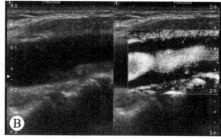

动脉内-中膜明显增厚，切面类似于意大利通心粉，故称"通心粉征"。

图 1 大动脉炎患者动脉二维超声影像

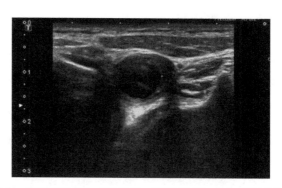

动脉内-中膜明显增厚，切面分层，类似同心圆，故称"靶环征"。

图 2 大动脉炎患者动脉二维超声影像

如果我们在患者血管超声检查中发现有血管狭窄、内-中膜增厚，并有通心粉征或靶环征，就应高度重视血管炎的可能，包括大动脉炎（图3）。

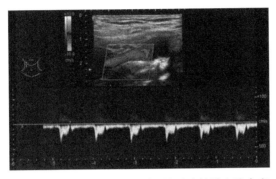

图3 大动脉炎患者动脉超声多普勒影像：增厚的动脉管壁血流丰富（彩图见彩插1）

2023年3月，一项新的技术引起了书蠹的关注，该项技术发表在国际著名期刊《柳叶刀》的电子刊物 *eBioMedicine* 上，名为超声定位显微镜（ultrasound localization microscopy，ULM）。这是一个基于循环微泡（microbubble，MB）的超快超声成像技术，可以对体内微血管血流进行成像，最高可达微米级。

当然，对血管的超声检查也有不足。首先，对血管的超声检查对操作者的技术依赖比较高、主观性强，因此对血管的超声检查最好是安排经过培训的专职超声医生来操作；其次，超声影像不够直观，只有经过培训的医生才能够解读，目前还没有以超声影像为基础的三维成像技术，这使得大多数临床医生无法根据超声结果直观"看到"患者病变。这大大影响了对血管的超声检查在临床上的口碑及推广应用。超声对比剂的出现有可能成为超声三维成像的基础，以改变这一现状。

*13.*CT 血管成像也是常用的影像学检查，是心外科医生的"最爱"，却是风湿科医生的"鸡肋"

CTA 也是临床常用的血管显像手段（图 4，图 5）。CTA 既可以显示血管断层，又可以三维重建血管形态；既可以测量腔内血管狭窄程度，又可以显示病变血管在人体的解剖位置。局部和整体均照顾到了，这为医生的临床决策提供了重要数据。因此，CTA 深受心血管（内科和外科）医生的喜爱。当然，CTA 也有不足之处。首先，对比剂（造影剂）带来的过敏和肾病；其次，CT 检查中的放射性；再次，CT 本身对软组织的显像不理想，CTA 也很难显示大动脉炎患者血管壁的炎症。由于大动脉炎患者的血清炎症指标与动脉局部病变往往不平行，临床医生往往需要了解动脉管壁的炎症情况，以决定治疗方案。显然，CTA 对此力不从心。

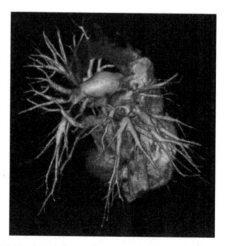

采用容积再现重建方法（VR 相），可见双下肺动脉主干及分支近段多发管腔狭窄。

图 4 大动脉炎患者肺动脉 CTA 图像（彩图见彩插 2）

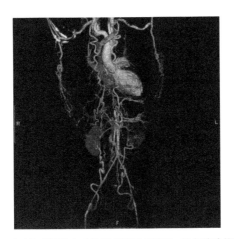

女性，34岁，也是VR相，可以见到胸降主动脉没有造影剂充盈，腹主动脉管腔纤细，头臂血管增粗，双侧乳内动脉迂曲扩张，脊柱旁、双侧胸壁及腹壁大量动脉侧支形成。

图5 大动脉炎患者CTA图像（彩图见彩插3）

14. 磁共振血管成像是较为理想的血管影像学检查

与CT比较，磁共振成像（magnetic resonance imaging，MRI）技术的优点主要有3个：一是无放射性；二是软组织显影良好；三是对比剂很少给患者带来麻烦。MRA若与MRI结合使用，我们除了能得到CTA可能提供的所有信息外，还可以评价血管壁的炎症。因此，大动脉炎患者的影像学检查紧随对血管的超声检查之后的应当是MRA（图6～图8）。MRA可用于无法或难于超声检查的部位，如胸主动脉和颅内动脉。

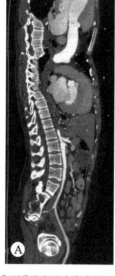
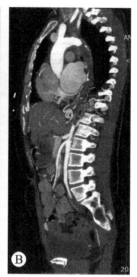

与图 5 为同一患者，曲面重建和最大密度投影重建，可见胸降主动脉长节段性管壁增厚、钙化，管腔闭塞，纵隔内及脊柱旁侧支血管形成。

图 6　曲面重建和最大密度投影重建

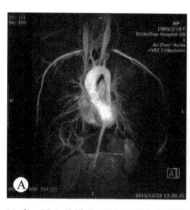
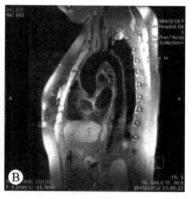

女性，28 岁，图 A 是增强 MRA 和最大密度投影重建图像，无名动脉、双侧颈总动脉、双侧锁骨下动脉多发管腔狭窄，胸降主动脉及腹主动脉近段弥漫性管腔纤细。图 B 是斜矢状位 T_1WI，可以观察到升主动脉、主动脉弓、降主动脉及左颈总动脉、左锁骨下动脉弥漫性管壁增厚。

图 7　大动脉炎患者 MR 图像

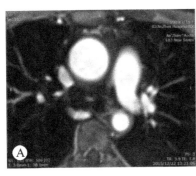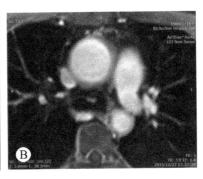

与图 7 为同一患者，轴位 T_1WI 增强扫描显示图 A 是动脉期，图 B 是延迟期，可以见到延迟期管壁相对于动脉期明显强化。

图 8　轴位 T_1WI 增强扫描

15. 数字减影血管造影在其他检查血管显影不理想时可以选择

与 CTA 和 MRA 相比，DSA 技术要"古老"得多，但是，使用 DSA 技术得到的血管影像要比 CTA 和 MRA 清晰。如果 CTA 或 MRA 血管显影不理想，可以考虑应用 DSA。

16. 正电子发射计算机断层显像是一种"高大上"的检查

核医学影像技术在疾病评价中的最大优势是能够体现脏器的代谢状态，而炎症往往会提高受累脏器的代谢水平。这就是说，炎症的血管在 PET 影像中表现为高摄取状态。PET 与 CT 的结合即 PET-CT，使得病变的解剖位置更为清晰。所以，PET-CT 在大动脉炎影像学检查中有其独特的优势。PET-CT 的缺点首先是检查过程中的辐射剂量大，其次是价格昂贵。书蠹建议对于采用其他影像学技术无法完成临床鉴别诊断的大血管病变，可以考虑应用 PET-CT 技术。

需要说明的是，影像学技术是不断发展的，上面对各个影像学技术的评价是基于现有的临床技术。针对大血管影像技术的改进，如超声微气泡技术、PET-CT 的基线血池信号的选择及算法的改进、PET/MRI 的应用等，有可能改变目前对影像学检查在大血管病变临床中的评价。

大动脉炎是一个很隐匿的疾病，除了一些非特异的临床表现外，血管病变的特点就是"窄"和"炎"。由于在部分患者甚至是未经治疗的患者中，"炎"的指标有时可能为正常，故影像学检查发现就变得非常重要。

说明：本章影像学资料由首都医科大学附属北京安贞医院影像科张楠博士和超声科秦淮博士友情提供。

参考文献

1. TANIGUCHI H. Studies on the ocular circulation with an ultrasonic doppler technique. diagnosis and classification of Takayasu's disease. Nippon Ganka Gakkai Zasshi, 1974, 78（9）：907-912.

2. 徐建红, 唐杰, 李俊来, 等. 超声影像诊断多发性大动脉炎的价值. 中国医学影像学杂志, 2004, 12（2）：98-100.

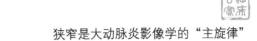

3. 王亚红，李建初，刘赫，等 . 多发性大动脉炎颈动脉受累的超声表现及活动性评估 . 协和医学杂志，2014，5（1）：81-87.

4. 施国文，钱可久，张巍，等 . 37 例头臂型大动脉炎的临床表现和影像学特征 . 神经病学与神经康复学杂志，2005，2（4）：212-215.

5. GOUDOT G，JIMENEZ A，MOHAMEDI N，et al. Assessment of Takayasu's arteritis activity by ultrasound localization microscopy. EBioMedicine，2023，90：104502.

高考招生式的诊断方法：大动脉炎的诊断评析

迄今为止，人们对大动脉炎的基本特征和本质还不清楚，也就不能对大动脉炎下一个准确的定义。这给临床工作带来的问题是医生无法通过某种反映疾病本质特征的、简单有效的方法来诊断大动脉炎。医生只好通过总结大动脉炎患者的临床特点，从中筛选出具有诊断 / 分类价值的部分，再挑出能够与类似疾病鉴别的几条，从而形成诊断 / 分类标准。

在本书的第 1 版，我说大动脉炎的诊断是"以古尺量今人"。现在，这个局面有了根本性的改变，我们终于有了一把新"尺"。实际上，在撰写《大动脉炎王天 2017 观点》时，书蠹已经参加了一个由美国风湿病学会（American College of Rheumatology，ACR）和欧洲抗风湿病联盟（European League Against Rheumatism，EULAR）共同发起的全球多中心的临床研究，目的是制定包括大动脉炎在内的多个血管炎性疾病的诊断 / 分类标准。这个名为 DCVAS 的研究于 2022 年终于推出了大动脉炎新的分类标准，这个新标准就是上文中所说的新"尺"。

17. 大动脉炎分类标准

表 1 摘自中华医学会风湿病学分会制定的大动脉炎诊疗规范，该规范推荐同时使用 ACR 1990 年分类标准和 ACR/EULAR 2022 年分类标准。本文只介绍 2022 年的新标准。

（1）大动脉炎的分类标准（ACR/EULAR，2022）见表 1。

表 1　2022 年 ACR/EULAR 联合制定的大动脉炎分类标准

条目	评分（分）
准入条件	
诊断年龄 ≤ 60 岁	
影像学存在血管炎证据	
分类标准	
临床标准	
女性	1
血管炎引起的心绞痛或缺血性心脏疼痛	2
上肢和 / 或下肢运动障碍	2
动脉杂音	2
上肢动脉搏动减弱	2
颈动脉搏动减弱或触痛	2
双上肢收缩压 ≥ 20 mmHg	1
影像学标准	
受累动脉数 [a]	
1 支	1
2 支	2
3 支及以上	3
对称动脉成对受累	1
腹主动脉伴肾动脉或肠系膜动脉受累	3

注：必须满足 2 条准入条件的同时，分类标准评分总分 ≥ 5 分者，诊断为大动脉炎；[a] 为取最高分值；1 mmHg = 0.133 Kpa。

源自：GRAYSON P C，PONTE C，SUPPIAH R，et al. 2022 American College of Rheumatology/ EULAR classification criteria for Takayasu arteritis. Ann Rheum Dis，2022，81（12）：1654-1660.

（2）2022 年的新标准解读如下。

①准入条件。诊断年龄≤ 60 岁：目的是尽量排除动脉粥样硬化和巨细胞动脉炎。前者是最常见的大血管病变的原因；后者是另一种大血管炎，多见于老年人。影像学检查存在血管炎证据，这包含两层意思：其一，从影像学上能够看到血管病变，这暗示不是小血管病变，符合大动脉炎是主动脉及其主要分支病变的定义；其二，血管病变是炎症性病变，这就排除了其他大中动脉病变，如先天性疾病所致的主动脉病变。

②分类标准。符合准入条件的患者才考虑进入分类标准的考量。这部分内容给每一个标准项设定了权重，权重代表了这个标准项在整个标准中的相对重要性。分类标准分成两部分，临床标准和影像学标准：临床标准部分保留了 1990 年标准的大部分内容，分别加了权重，即积分值；影像学标准部分以病变范围为主要考量，反映了大动脉炎的多发性特点。

整个分类标准的体系有点像高考录取：首先得是高中毕业生（准入条件），然后有两门主科（临床标准和影像学标准）成绩达到录取分数线（积分值），即可录取（明确诊断）。

18. 儿童大动脉炎欧洲抗风湿病联盟标准

在大动脉炎分类标准的更新上，儿科专家走在了我们的前面。

（1）EULAR/PRINTO/PRES 儿童大动脉炎分类标准。

主动脉或其主要分支及肺动脉经血管影像学显示有动脉瘤 / 血管扩张（必备标准）加上下述 5 项中的 1 项：①无脉或跛行；②四肢血压不一致；③血管杂音；④高血压；⑤急性期反应物升高。

血管影像学检查异常：主动脉或其主要分支和肺动脉经传统影像学方法、CT 或 MRI 检查显示动脉瘤、扩张、狭窄、闭塞或动脉壁增厚且不是由于纤维肌性发育不良或类似原因。病变一般是局灶或节段性的。

（2）标准评价：该标准把影像学检查放在核心地位，这与我们实际的临床工作是一致的。

中国指南保留了 1990 年标准，这体现了一个理念：无论是老标准还是未来的新标准，医生正确的临床诊疗思维才是最重要的。换句话说，无论是古"尺"还是新"尺"，如何用"尺"才最重要。书蠹更倾向于使用 2022 年标准，这倒不是因为书蠹参加了 DCVAS，而是国内学者有这样的对照研究：比较 1990 年标准和 2022 年标准对中国人的诊断效能，2022 年 ACR 大动脉炎分类标准在灵敏度（91.75%）、阳性预测值（94.68%）、阴性预测值（92.79%）、准确度（93.66%）和 AUC（0.979）方面均优于 1990 年 ACR 大动脉炎分类标准（45.36%、91.67%、66.24%、72.20%、0.855）。将 CDUS、CTA、MRA 和 PET-CT 纳入 1990 年 ACR 大动脉炎分类标准的影像学检查后，其灵敏度、阳性预测值、阴性预测值、准确度和 AUC 均有大幅提高，分别为 63.92%、92.54%、74.64%、80.49% 和 0.959，但仍低于 2022 年 ACR 大动脉炎分类标准（$P < 0.001$）。

那么，怎样用"尺"才对呢? 请看下文。

参考文献

1. JIANG L D, MA L L, XUE Y, et al. Recommendations of diagnosis and treatment of Takayasu's arteritis in China. Chin J Intern Med, 2022, 61（5）: 517-524.

2. GRAYSON P C, PONTE C, SUPPIAH R, et al. 2022 American College of Rheumatology/EULAR classification criteria for Takayasu arteritis. Ann Rheum Dis, 2022, 81（12）: 1654-1660.

3. KHALID S, HUTCHINGS A, DANDA D, et al. DCVAS Study Group. 2022 American College of Rheumatology/EULAR classification criteria for Takayasu arteritis. Ann Rheum Dis, 2022, 81（12）: 1654-1660.

4. 曹瑞洁, 姚中强, 焦朋清, 等. 不同分类标准对中国大动脉炎的诊断效能比较. 北京大学学报（医学版）, 2022, 54（6）: 1128-1133.

5. OZEN S, PISTORIO A, IUSAN S M, et al. EULAR/PRINTO/PRES criteria for Henoch-Schönlein purpura, childhood polyarteritis nodosa, childhood Wegener granulomatosis and childhood Takayasu arteritis: Ankara 2008. Part II: Final classification criteria. Ann Rheum Dis, 2010, 69（5）: 798-806.

大动脉炎的诊断思路及鉴别诊断

迄今为止，我们还没有一个得到国际公认的大动脉炎的诊断标准，目前被广泛使用的是一个可以用来参照的分类标准。因此，大动脉炎的诊断主要依靠临床医生正确的临床思维判断，临床医生切忌不动脑筋，简单套用分类标准。

大动脉炎的临床诊断分成两个主要步骤：首先确定为主动脉及其分支的病变，其次诊断是大动脉炎。若要确定为主动脉及其主要分支的病变，需确定两个方面：①主要病变部位确定为主动脉及其主要分支；②多部位病变。

19. 确定病变是多部位的大血管病变

正确的诊断来源于准确、完整的临床资料，病史采集和体格检查是临床资料的基础。详细地询问病史（关注患者有关"窄"和"炎"的相关描述）有助于将诊断思路指向大血管病变。随后，就可以进行有重点的全面查体（如脉搏的减弱、血管杂音的听诊、四肢血压的测量等）。如果发现了相关的阳性体征，基本上就可以肯定"大动脉有问题"，这时候就需要影像学检查来证实这一推断。即使没有发现有价值的体征，如果患者病史强烈提示大血管病变，也应当做影像学检查。影像学检查可以直接提供证据表明病变的部位和数量。

20. 确定病变为炎症性疾病

首先确定患者为炎症性疾病。炎症性疾病的线索可以来自两个方面：血清学实验室检查和影像学证据。

实验室检查项目中，代表炎症的指标当然是急性时相反应物。急性时相反应物包括 ESR 和 CRP，还有血清淀粉样蛋白、正五聚蛋白 -3 等。如果这些指标升高，如 ESR 和（或）CRP 升高，就说明患者存在炎症。

影像学证据中，如果发现动脉管壁显著增厚，滋养血管增多，或者代谢增强，这些都是动脉管壁炎症的影像学证据。

21. 确定动脉炎症是自身免疫性炎症

炎症有多种病因，这里主要需排除感染和肿瘤。

感染包括微生物感染和寄生虫感染。多种微生物感染都可能引起大血管的炎症，尤其值得关注的是结核感染和梅毒感染，它们引起的大血管炎症可以"模拟"大动脉炎。

需要特别注意的一方面是，临床上相当一部分大动脉炎患者就诊时 ESR 和 CRP 均正常。这既有可能是患者当时处于疾病缓解状态，也有可能是部分血管壁的炎症仍持续，但全身炎症不突出。这时，就不能认为患者不是炎症性疾病。另一方面是，有时患者 ESR 和（或）CRP 升高是因为体内有隐匿性感染，如牙源性感染、肛周感染等，这样会使非炎症性疾病看起来像炎症性疾病，从而误导诊断。

尚未发现肿瘤引发大动脉炎的报道。但是，肿瘤引起巨细胞动脉炎的报道并不鲜见，不排除今后有报道肿瘤引发大动脉炎样病变的可能。

排除了感染和肿瘤之后，就可以诊断为"非感染、非肿瘤性炎症"，这种炎症大多为自身免疫性炎症。工作做到这一步，就可以确诊为大血管炎了。

22. 确定诊断为大动脉炎

在确定为大血管炎后，若要诊断大动脉炎，还需完成几个鉴别诊断。

到这个步骤，要考虑一下患者的年龄。

"不对啊！第一步就应该考虑年龄的！"，细心的读者一定会这么说。

如果哪位读者朋友这么说，书蠹会很高兴，因为这说明这位朋友认真阅读了书蠹写的内容，认真阅读了上一章的 2022 年 ACR/EULAR 制定的大动脉炎分类标准。

从疾病分类的角度来说，先考虑年龄，进行"准入"是对的。但是，从临床思维顺序、临床诊断角度来看，稍后考虑年龄，更有利于避免漏诊，思维方法更佳。

以下是需要鉴别的疾病。

（1）巨细胞动脉炎：这是最难与大动脉炎鉴别的疾病了，因为二者的相似性太高了！第一，它们都是大血管炎；第二，它们都有主动脉及其分支的受累；第三，病变类型都是以血管狭窄或闭塞为主。当然，二者并不是完全无法区分，巨细胞动脉炎有几个突出特点有别于大动脉炎：①多数患者发病年龄＞50岁；②颞动脉迂曲、触痛；③患者颅内动脉受累更突出；④突发失明是其严重并发症；⑤常伴发风湿性多肌痛；⑥少数情况下有咀嚼肌和（或）舌肌运动障碍。

临床上鉴别困难的情况主要见于已确定是大血管炎，就诊时年龄＞50岁而＜60岁，且发病年龄不清的患者。当患者出现：①颅内动脉受累；②失明；③锁骨下动脉受累；④肾动脉受累等情况时，临床医生往往很难区分患者是大动脉炎还是巨细胞动脉炎。当临床上出现这种情况时，书蠹建议：首先动员患者做颞动脉活检（即使患者无颞动脉异常），若活检阳性，则诊断为巨细胞动脉炎；如果活检阴性，则诊断为大动脉炎。如果患者不愿意做颞动脉活检，则退一步，诊断为大血管炎。

（2）动脉粥样硬化：这是最常见的血管病变，患者年龄多数在40岁以上。其与大动脉炎的鉴别点有：①患者有动脉粥样硬化的危险因素；②常常伴高脂血症；③影像学检查显示血管壁有斑块；④血管狭窄为偏心性（大动脉炎为向心性）；⑤实验室检查可能有 CRP 轻度升高，但 ESR 正常。

（3）贝赫切特综合征（大血管型）：贝赫切特综合征是一种可以累及大、中、小血管，包括动脉和静脉的系统性血管炎，多数患者是青年人，也有部分中年人。典型表现是小血管受累的症状，如反复的口腔溃疡、外阴溃疡和眼炎，称之为"口－眼－生殖器三联征"。部分贝赫切特综合征患者可以有大血管受累，称之为大血管型。其与大动脉炎的鉴别点：①典型皮肤黏膜病变（如上所述）；②眼炎；③静脉系统受累；④大血管病变以扩张性病变（瘤样扩张或动脉瘤）为主，经过治疗后可以缩小；⑤可以出现假性动脉瘤（动脉瘤破裂，周围组织包绕破损处）；⑥可伴有显著的心瓣膜病变。

（4）孤立性主动脉炎：这是一种单一部位的主动脉慢性炎症，病因和发病机制尚不明了，病变部位常见于腹主动脉，可以出现动脉狭窄或动脉瘤，病理检查可见炎症细胞浸润血管壁。与大动脉炎最大的不同是病变血管只有一处。可以肯定的是，该病不是仅累及一个部位的大动脉炎，该病的确诊往往是：①全身影像学检查只发现一处血管病变；②患者经外科手术、血管置换，切除的血管经病理检查而确诊。

（5）纤维肌发育不良：这是一种非炎症性、非动脉硬化性的血管病，累及小及中等动脉。其临床特征有几点与大动脉炎相似：发病年龄 15～50 岁；女性多见；容易累及肾动脉。当患者因某些隐匿性感染致 ESR 和 CRP 升高时，则该病易被误诊为大动脉炎。鉴别点在于该病的以下几点与大动脉炎有区别：①长期随访及感染消除后 ESR 及 CRP 正常；②影像学显示病变血管呈"串珠样"；③组织病理学显示病变血管既无脂质沉积，亦无炎症细胞浸润，而为胶原沉积。

（6）马方综合征：一种遗传性疾病。该病患者身材高，有蜘蛛足样指（手指过长）、脊柱侧凸、胸廓畸形、扁平足、关节过伸及高弓上颚，可出现主动脉根部扩张、动脉瘤及主动脉夹层。多数情况下，患者特殊的外观非常有助于诊断。当患者因其他原因致 ESR 和 CRP 升高时，应与大动脉炎鉴别。

（7）科干综合征：一种以炎症性眼病及前庭 – 听觉功能障碍为主要特征的临床综合征，15% 的患者可伴有大中血管受累。可出现主动脉炎、主动脉瓣关闭不全、冠状动脉炎、肠系膜血管炎、肢体动脉闭塞等。与大动脉炎的鉴别点在于该病有突出的眼 – 耳病变。

（8）IgG4 相关主动脉周围炎：IgG4 相关疾病的一种临床亚型，以主动脉及其主要分支受累为突出表现。与大动脉炎的区别点在于：①外分泌腺受累突出；②血清 IgG4 升高；③影像学检查示主动脉周围炎，大血管表现为动脉扩张或动脉瘤；④病理检查提示病变组织有淋巴细胞浸润尤其是 IgG4 阳性浆细胞浸润、席纹状纤维化、嗜酸细胞浸润和闭塞性静脉炎 4 个特点。

（9）复发性多软骨炎：特征为反复发作的软骨炎症，尤其是有耳、鼻、气管－支气管树受累，可有多脏器受累，包括关节、心脏和肾。临床表现特点有双侧耳郭红肿、疼痛、鞍鼻，若有气管受累可出现呼吸困难。约有 15% 的患者在病程中出现血管炎，约 5% 的患者出现主动脉炎。鉴别点在于患者耳和鼻的受累明显。

确定为大血管炎后，需排除上述需鉴别诊断的疾病，然后参照前面大动脉炎的分类标准，就可以确诊大动脉炎了。

多数情况下，在已经考虑为大血管病变的患者中，大动脉炎不是一个难于诊断的疾病。但是，当患者的临床特征不显著时，诊断也可能变得困难。对于这些患者，以书蠹的粗浅经验，动脉粥样硬化仍然是大血管病变的最常见原因，第一步需要排除这个因素。第二步要看一下化验指标，确定是自身免疫性炎症。第三步看血管病变特点，如果是以扩张或动脉瘤为主，倾向于贝赫切特综合征或 IgG4 相关主动脉周围炎；如果是以狭窄或闭塞为主，则考虑大动脉炎或巨细胞动脉炎。总而言之，还是那句话，"思维"比"标准"更重要。

诊断明确后，就要评估病情，为制定治疗方案提供帮助。病情评估包括临床分析和活动性判定，相当于把病情分类，以便于临床医生把握患者的疾病重点。请看下文。

参考文献

1. FIOR A, BARRETO P. Isolated aortitis: a rare cause of febrile illness. BMJ Case Rep, 2015, 2015.

2. TALARICO R, BOIARDI L, PIPITONE N, et al. Isolated aortitis versus giant cell arteritis: are they really two sides of the same coin? Clin Exp Rheumatol, 2014, 32 (3 Suppl 82): S55-58.

3. BRITO-ZERÓN P, BOSCH X, RAMOS-CASALS M, et al. IgG4-related disease: advances in the diagnosis and treatment. Best Pract Res Clin Rheumatol, 2016, 30 (2): 261-278.

4. PERUGINO C A, WALLACE Z S, MEYERSOHN N, et al. Large vessel involvement by IgG4-related disease. Medicine (Baltimore), 2016, 95 (28): e3344.

5. KENT P D, MICHET C J, Jr, LUTHRA H S. Relapsing polychondritis. Curr Opin Rheumatol, 2004, 16 (1): 56-61.

医生的两个助手：大动脉炎的分型和活动性评估

大动脉炎的血管病变千差万别，为了临床工作和研究的便利，需要对这些病变进行分型；患者的病情有时进展快速，有时进展缓慢，也需要一个活动性评估方法。于是，就产生了分型方法和评估方法。

23. 当前广泛使用的大动脉炎临床分型方法有两种：四分型法和五分型法

（1）四分型法是最早产生的分型方法。1975 年，Nasu 根据大动脉炎患者主动脉及其分支的受累节段，首先提出了大动脉炎的分型，其内容包括以下几个方面。Ⅰ 型：头臂动脉型，主要累及主动脉弓及其分支。Ⅱ 型：胸腹主动脉型，主要累及降主动脉及腹主动脉。Ⅲ 型：广泛型，一般指 Ⅰ 型加 Ⅱ 型。Ⅳ 型：肺动脉型，指的是肺动脉受累。

四分型法的优点是简单，便于记忆，也便于掌握，缺点是分类过于简单，对血管外科医生的帮助不足。这也反映了当时医生对疾病的认识还不够全面。

（2）五分型法是在四分型法的基础上改良之后的分型方法。1996年，Hata等在四分型法的基础上，根据血管受损的位置，提出了五分型法，这是一个国际多中心合作的结果。Ⅰ型：头臂动脉型，主要累及主动脉弓及其分支。Ⅱ型：主动脉弓型。Ⅱa型：升主动脉、主动脉弓及其分支受累。Ⅱb型：Ⅱa型+降主动脉受累。Ⅲ型：胸腹主动脉型，主要累及降主动脉及腹主动脉。Ⅳ型：腹主动脉–肾动脉型，腹主动脉和（或）肾动脉受累。Ⅴ型：混合型，Ⅱb型+Ⅳ型。

如果患者有肺动脉受累则表示为+P，如果有冠状动脉受累则表示为+C。

五分型法基本可以涵盖临床上大动脉炎所有类型的血管病变，对血管外科医生的帮助比四分型法要大多了。医生可以根据患者的疾病分类，评估患者的血管病变范围、脏器受累情况，以及预测患者的预后。

颅内动脉受累是一个非常值得重视的问题。书蠹建议，把颅内动脉受累加入五分型法中，表示为+E（encephalon，脑）。

24. 活动性评估工具

（1）NIH评分目前应用最为广泛。该评分是Kerr于1994年提出的，因作者单位是美国国立卫生研究院（National Institutes of Health，NIH），故该评分标准称为 NIH 评分。

NIH 评分内容：①血管缺血或炎症的症状和体征，如间歇性跛行、脉搏减弱或无脉、血管杂音、血管疼痛、血压不对称等；② ESR 增快；③血管造影异常；④全身症状，如出现发热、骨骼、肌肉等表现，不能用其他原因解释。

每项 1 分，得分≥ 2 分定义为活动性大动脉炎。

该评分标准的主要优点是简便易行，缺点是没有重视其他炎症指标如 C 反应蛋白的作用。

（2）ITAS2010 评分在学术界得到了认可和应用。ITAS2010 评分内容见表 2，评分≥ 4 分为病情活动。

该评分体系是印度学者于 2010 年提出的，这是一个不含影像学的标准，以最近 3 个月的病情变化为观察点。不足之处是表格复杂了一些，不便于医生进行迅速的评估。

此外，还有一个 DEI-TAK 评分体系，有 59 项内容，较为复杂，应用较少，且有研究证实该评分效能不如 NIH 评分。

上述两种主要病情活动性评分方法都有显著的缺陷，共同的问题在于：①对影像学评估没有引起充分的重视；②炎症指标较为单一。

（3）改良评分。2022 年，有研究者在比较了上述几个评分体系后，提出了改良疾病活动性评分方案：①高 ESR；②新发全身症状或原有症状加重，如发热或骨骼、肌肉症状；③血管影像学检查显示新发病变或原有病变加重；④颈动脉炎。以上 4 条，≥ 2 条

表2 ITAS2010 评分内容

ITAS2010- 印度大动脉炎活动性积分

标记填充：现存异常及在过去 3/12 间有新的或原有的病变加重。

标记填充：异常归因于当前活动的血管炎。

姓名：

编号： 时间：

记录者：

	表现		表现
1. 全身性 无	□	4. 肾 无	□
不适 / 体重下降 > 2 kg	○	高血压（舒张压 > 90 mmHg）	◙
不适 / 关节痛 / 关节炎	○	（收缩压 > 140 mmHg）	○
头痛	○		
2. 腹部 无	□	5. 神经系统 无	□
严重腹痛	○	卒中	◙
3. 泌尿生殖系统 无	□	癫痫（非高血压性）	○
流产	○	晕厥	○
		眩晕 / 头晕	○

6. 心血管系统（CVS）

无 □

	表现			右	左
杂音（见 6b）	◙ --→	6a. 杂音 颈			
脉搏不等（见 6b）	◙ ····→	锁骨下		○	○
		肾		○	○
新的脉搏消失（见 6b）	◙ ──→	6b. 脉搏和血压不等 存在			
		6c. 脉搏消失			○
跛行（见 6b）	◙	颈动脉		○	○
颈动脉疼痛	◙	锁骨下动脉		○	○
		肱动脉		○	○
		桡动脉		○	○
主动脉瓣关闭不全	○	股动脉		○	○
心肌梗死 / 心绞痛	○	腘动脉		○	○
心肌病 / 心功能衰竭	○	胫后动脉		○	○
		足背动脉		○	○
		6d. 跛行 上跛		○	
		下跛		○	

其他血管炎选项：

ESR   CRP

项目积分   □ = 0   ○ = 1   ◙ = 2

ITAS2010 积分：所有分值相加

ITAS.A 积分：包括急性期反应物

- 对 ESR，ITAS 积分相加：< 20 mm/h 积 0 分；ESR21 ~ 39 mm/h 积 1 分；ESR40 ~ 59 mm/h 积 2 分；> 60 mm/h 积 3 分

- 对 CRP，ITAS 积分相加：CRP < 5 mg/dL积 0 分；CRP6 ~ 10 积 1 分；CRP11 ~ 20 mg/dL 积 2 分；> 20 mg/dL 积 3 分

医师的整体评估

疾病活动 / 有症状或病情迁延 / 疾病稳定

影像学新变化是 / 否？如果是-特别点 _____

ITAS2010 form. M.R Sivakumar, D.Danda & P.A.Bacon-Mar'10

ITAS.A form-ibid Oct 2012

可以认为大动脉炎的疾病活动。

比较各评估方案的 AUC 值，得出 NIH 评分（AUC，77.96），ITAS2010（AUC，66.12），ITAS-ESR（AUC，75.58），ITAS-CRP（AUC，71.34），改良评分（AUC，89.37）。这个改良疾病活动性评估方案简便易行，各位临床医生可以在今后的工作中进一步验证其可靠性。

（4）PETVAS 评分：2018 年，美国学者采用了一种 PET-CT 检查结果的积分方法来评估大血管炎（大动脉炎和巨细胞动脉炎）。此后，有学者观察了该积分用于巨细胞动脉炎的评估效果；2022 年，意大利学者将 PETVAS 评分用于大动脉炎的评分。

PETVAS 评分方法如下。

①采集主动脉 4 个节段的 FDG 摄取值：升主动脉、主动脉弓、降主动脉和腹主动脉。

②采集主动脉 11 个分支的 FDG 摄取值：无名动脉、颈动脉、锁骨下动脉、腋动脉、髂动脉和股动脉。

③积分取值：使用 0 ～ 3 级血管：肝脏 FDG 摄取分级量表。

0= 无摄取（纵隔）；

1= 低度摄取（＜肝脏）；

2= 中等摄取（= 肝脏）；

3= 高摄取（＞肝脏）。

④扫描显示除股动脉外的任何大动脉 FDG 摄取 3 级和 2 级被归类为"活动"；扫描显示 1 级和 0 级 FDG 摄取被归类为"不活跃"。

（5）基于 PET-CT 的综合评估方法。我国学者采用新的结合 ESR、SUVmean 和 IL-2R 的活性评估模型，结果显示与 ESR 方法相比，其一致性指数有显著改善（$P < 0.01$），净重新分类指数为 1.63（$P < 0.01$），综合区分指数为 0.48（$P < 0.01$）。

虽然，各分类方法及活动性评估有诸多的不足，但是临床分类方法及疾病活动性评估的方法的提出使得临床医生在评估患者疾病的严重程度及判断疗效、监测病情方面有了方便的工具，为后面治疗方案的制定提供了依据。

患者治疗方案的制定仅有病情的评估是不够的，还要了解患者疾病的免疫病理改变，请看下文。

参考文献

1. NASU T. Takayasu's truncoarteritis in Japan. A statistical observation of 76 autopsy cases. Pathol Microbiol（Basel），1975，43（2-O）：140-146.

2. HATA A，NODA M，MORIWAKI R，et al. Angiographic findings of Takayasu arteritis：new classification. Int J Cardiol，1996，54（Suppl）：S155-163.

3. KERR G S，HALLAHAN C W，GIORDANO J，et al. Takayasu arteritis. Ann Intern Med，1994，120（11）：919-929.

4. KWON O C，PARK M C. Derivation and validation of a new disease activity assessment tool with higher accuracy for Takayasu arteritis. Front Immunol，2022，13：925341.

5. GRAYSON P C, ALEHASHEMI S, BAGHERI A A et al. ^{18}F-fluorodeoxyglucose-positron emission tomography as an imaging biomarker in a prospective, longitudinal cohort of patients with large vessel vasculitis. Arthritis Rheumatol, 2018, 70（3）: 439-449.

6. MA L Y, WU B, JIN X J, et al. A novel model to assess disease activity in Takayasu arteritis based on 18F-FDG-PET/CT: a Chinese cohort study. Rheumatology（Oxford）, 2022, 61（SI）: SI14-SI22.

大动脉炎的重要血管受累

我们知道，在悠久的中华文明史中，有些地方是"战略要地"，有些道路是"咽喉要道"。同样，我们体内的动脉系统也有几个处于"战略要地"的"咽喉要道"。如果因为大动脉炎这些"咽喉要道"受到损伤，就会给患者健康带来极大危害。这几个"咽喉要道"就是肾动脉、冠状动脉、颅内动脉和肺动脉。其中，肾动脉早就引起广泛重视，研究较多，书蠹不再赘述。后三个动脉，值得咱们唠叨一下。

25. 冠状动脉受累

2017 年，来自国内协和医院的一项对大动脉炎心脏受累的回顾性研究显示，在入组的 411 名患者中，有 164 名出现心脏受累（39.9%）。这 164 名患者的中位数发病年龄为 23.0 岁，他们更多发生高血压、肾功能障碍，且锁骨下动脉受累更多，其中 81.7% 的患者出现瓣膜异常，15.9% 出现心肌异常，11.6% 出现冠状动脉异常。心肌、瓣膜和冠状动脉异常患者的发病年龄

（年）和病程（月）分别为 18.8/13.0、23.8/23.5 和 26.8/57.0，这些患者的 C 反应蛋白水平比较高。

冠状动脉受累的检查方法，书蠹推荐 CT 冠脉造影检查；心瓣膜受累，推荐超声心动图检查。

26. 颅内动脉受累

2021 年，法国的一项研究显示，在 320 名大动脉炎患者中（诊断时的中位年龄为 36 岁；86% 为女性），20% 患有脑卒中或短暂性脑缺血发作（transient ischemic attack，TIA）。缺血性事件定位于 87% 患者的颈动脉区域和 13% 患者的椎动脉区域。52% 患者出现多发性狭窄，狭窄数目的中位数为 2。16% 患者出现动脉瘤。与脑血管缺血性事件相关的因素有：既往有脑卒中或 TIA 病史（HR 4.50）、吸烟史（HR 1.75）、心肌梗死史（HR 0.21）、胸主动脉受累史（HR 2.05）、从首次出现症状到诊断时间 > 1 年（HR 2.22）、阿司匹林治疗史（HR 1.82）。在多变量分析中，从首次出现症状到诊断为大动脉炎的时间 > 1 年（HR 2.16）与 TIA 患者的脑血管缺血性事件独立相关。与未经历过脑卒中 /TIA 的患者相比，已经经历过脑卒中 /TIA 的患者脑血管缺血性事件的 HR 为 5.11。

2022 年，国内学者的一项研究总共包括 295 例大动脉炎患者，其中 88.14% 为女性，31.53% 患有神经系统严重缺血事件，受累主动脉中上颈总动脉和椎动脉受累的发生率高，56.99% 的患者有≥ 4 条受累动脉。患有和不患有神经系统严重缺血事件的患者双侧内中膜厚度 / 直径比（IDR）不同（$P < 0.01$）。颈动脉 IDR（左：临界值≥ 0.55，*OR* 2.75；右：临界值≥ 0.58，*OR* 2.70）和左颈动脉峰值收缩速度（≤ 76.00 cm/s，*OR* 3.09）及受累的主动脉上动脉数（≥ 4，*OR* 2.33）与神经系统严重缺血事件独立相关。

27. 肺动脉受累

肺动脉受累比较难以检查。常用的影像学检查方法是首先做超声心动图，这样可以粗略测量肺动脉压力。对于压力升高或者压力正常但有明显胸闷、憋气或口唇发绀的患者，要高度怀疑肺动脉受累，进一步明确可以做肺动脉 CT、PET-CT 或者右心导管检查（同时可以治疗）。

2020 年，国内的一项研究招募了 216 例大动脉炎患者，并对每位患者的肺动脉受累情况进行评估。结果提示肺动脉受累检出率为 25.93%，主要累及肺动脉干、主肺动脉和小的肺部血管。肺动脉受累患者中伴肺动脉高压者 28 例（50%），其中 9 例（16.07%）为严重者，10 例（17.86%）为中度者，9 例（16.07%）为轻度者。26 例（46.43%）患者表现出晚期 NYHA 功能（Ⅲ级 20 例，35.71%；Ⅳ级 6 例，10.71%）。此外，21 例患者（37.50%）在对应肺动脉受累的区域表现为异常肺实质病变（如"马赛克征"、梗死、支气管扩张）。在随访期间，2 例患者死于心力衰竭和肺血栓形成。最终认为，肺动脉受累可引起肺动脉高压、心功能不全和肺实质病变，使患者的预后恶化。

2023 年，国内的另一项研究提示，对于肺动脉受累的患者，疾病活动的患者更年轻，他们更多出现发热（41.38% *vs.* 5.71%）、胸痛（55.17% *vs.* 20%）、C 反应蛋白升高（2.91 mg/L *vs.* 0.46 mg/L）、红细胞沉降率升高（35.0 mm/h *vs.* 9 mm/h）和血小板计数增加（291×10^9/L *vs.* 221×10^9/L），研究认为胸痛、血小板计数增加和肺动脉壁增厚是肺动脉受累疾病活动性的潜在新指标。同年，国内的另一项研究纳入 129 例患有肺动脉狭窄和肺动脉高压的大动脉炎患者（女性 101 例，男性 28 例，平均年龄 40.5 岁），将患者分为药物治疗组（$n=75$）和经皮腔内血管成形术（percutaneous transluminal angioplasty，PTA；$n=54$ ： 52，PTA 和支架植入）组，主要终点是心脏死亡率（肺动脉高压可以引起心源性猝死；介入治疗的心血管风险），中位随访时间为 54 个月。结果显示，在基础药物治疗下，与单独药物治疗组相比，PTA 治疗提高了患有肺动脉狭窄和肺动脉高压的大动脉炎患者的长期生存率。对于患有肺动脉狭窄和肺动脉高压的大动脉炎患者来说，PTA 可能是一种很有前途的治疗方式。

总之，以上 3 个部位的动脉受累危害严重。但是，这方面的研究还很不充分，书蠹希望今后有更多的研究能够帮助到患者。

参考文献

1. LI J, LI H, SUN F, et al. Clinical characteristics of heart involvement in Chinese patients with Takayasu arteritis. J Rheumatol, 2017, 44（12）: 1867-1874.

2. MIROUSE A, DELTOUR S, LECLERCQ D, et al. French Takayasu network. cerebrovascular ischemic events in patients with Takayasu arteritis. Stroke, 2022, 53（5）: 1550-1557.

3. WANG L, SUN Y, DAI X, et al. Carotid intima-media thickness/diameter ratio and peak systolic velocity as risk factors for neurological severe ischemic events in Takayasu arteritis. J Rheumatol, 2022, 49（5）: 482-488.

4. GONG J N, MAO J J, KUANG T G, et al. Analysis of clinical features between active and inactive patients of Takayasu's arteritis with pulmonary arteries involvement. Int J Cardiol, 2023, 381: 88-93.

5. HUANG Z, DONG F, WANG M, et al. Comparison of long-term survival after endovascular treatment versus medical therapy in patients with Takayasu's arteritis and pulmonary artery stenosis. Clin Exp Rheumatol, 2023, 41（4）: 887-892.

6. KONG X, MA L, LV P, et al. Involvement of the pulmonary arteries in patients with Takayasu arteritis: a prospective study from a single centre in China. Arthritis Res Ther, 2020, 22（1）: 131.

坏透了的动脉炎：大动脉炎的病理学

有一个成语叫作"见微知著"，意指看到微小的苗头，就知道可能会发生显著的变化，可以延伸为小中见大、以小见大。通过各种影像学检查手段，我们"看到"了大动脉炎的血管病变。那么，"谁"引起了这些病变呢？让我们进入到微观世界，看看那里到底发生了什么，也来个以"小"见"大"，见"微"知"著"。

28. 大动脉炎是多部位发生的全层动脉炎

大动脉炎的大体病理改变常见多个部位发生的动脉狭窄或闭塞，少数情况下出现夹层，有时为动脉扩张甚至动脉瘤。这些病变并不连续，常常表现为"跳跃性"。最常见的病变部位是主动脉弓的 3 个分支：头臂干、左颈总动脉和左锁骨下动脉，以及肾动脉。这些部位的病变以动脉狭窄或闭塞为主，而升主动脉由于血流动力学的原因常表现为瘤样扩张。

人的主动脉管壁大致分成 3 层，由外到内为：外膜 – 中膜 – 内膜。外膜较薄，有较多的滋养血管、淋巴管和神经；中膜较厚，主要由平滑肌和弹力纤维组成，后者组成弹力膜；内膜分成内皮、内皮下层和内弹力膜。其中，内皮下层略厚，有胶原纤维、弹力纤维和少量平滑肌。

3层管壁的共同表现为管壁增厚和僵硬，大量炎症及免疫细胞浸润，可见纤维化表现。炎症和纤维化往往混杂在一起，在中膜还可见到弹力纤维不规则断裂，血管内膜可见鹅卵石样、大小不同、边界清楚、白色、质地软、树皮样的病变组织与正常组织交替。晚期动脉呈铅管样。

29. 大动脉炎是坏死性肉芽肿性血管炎

大动脉炎的基本病理改变首先是纤维素样坏死和洋葱皮样病变，这表明它是一种坏死性血管炎。其次，可以看到肉芽肿样结构，中间是降解的弹力纤维和凝固性坏死，有大量混合在一起的T细胞、B细胞及树突状细胞，周围环绕着栅栏状排列的上皮样细胞，有时可见到巨细胞。

30. 细胞免疫异常在大动脉炎的病理改变中起重要作用

早年的研究发现，HLA抗原在大动脉炎病变组织表达，提示了疾病的免疫病理机制。机体的免疫异常可分为细胞免疫异常和体液免疫异常，或者也可分为固有免疫异常和获得性免疫异常。

（1）体液免疫细胞在大动脉炎免疫病理中的作用尚不清楚。多年前的研究发现，大动脉炎患者的血管壁有大量炎症细胞浸润，这些浸润的细胞是 CD4+ 辅助性 T 细胞、CD8+CTL 细胞、CD14+ 巨噬细胞、CD16+ 自然杀伤（natural killer，NK）细胞和 γδT 淋巴细胞。而 CD20+B 细胞数量少或缺如。这一结果表明，根据现有资料，相对于体液免疫，细胞免疫异常在大动脉炎的病理改变中更为重要。

（2）固有免疫细胞浸润是大动脉炎免疫病理的主要特点。我们知道，T 细胞（除了 γδT 细胞）和 B 淋巴细胞组成获得性免疫成分，其他白细胞组成固有免疫成分。在大动脉炎病变组织中，浸润的主要淋巴细胞是 γδT 细胞（31%），其次是 NK 细胞（20%），与这些细胞相"呼应"的是，参与它们递呈抗原的 HLA- I 类分子在滋养血管周围高表达。这里，我们再用动脉粥样硬化的病理做对照：其浸润的主要淋巴细胞是巨噬细胞（31%），其次是 NK 细胞（29%）。

早年的电子显微镜分析发现，能够分泌穿孔素的固有免疫细胞，如 γδT 细胞、NK 细胞及 CTL 细胞浸润大动脉炎患者的血管壁，其分泌的穿孔素通过细胞间隙到达血管细胞表面，引起血管细胞破坏。

31. 大动脉炎的病理改变可分成急性期和慢性期

一般认为大动脉炎的血管炎症起源于外膜的滋养动脉，然后向内部发展。急性期的病理特点是炎症和免疫细胞浸润。浸润细胞多聚集在滋养血管、肉芽肿和新生血管的部位，可见主动脉 3 层结构的破坏及管壁上受累小动脉的正常结构破坏，内皮不完整。

慢性期的病理特点是纤维化，表现为正常结构消失，代之以纤维组织，可伴有钙化，这使得管壁僵硬，不可复性的狭窄或闭塞。累及心脏可致纤维性心包炎和心肌炎；累及肺动脉也可引起肺动脉的纤维化和狭窄。

由于大动脉炎患者病情的反复和迁延，受累动脉的病变往往是急性期病理改变和慢性期病理改变混合存在。

总之，大动脉炎的组织病理学特点是一种坏死性肉芽肿性全层动脉炎。这样的组织病理学特点研究是一种"静态"的研究，我们还需要一种"动态"的组织病理学特点研究，去回答是"谁"引起了这样的病理变化。请看下文。

参考文献

1. NUMANO F，ISOHISA I，MAEZAWA H，et al. HL-A antigens in Takayasu's disease. Am Heart J，1979，98（2）：153-159.

2. SEKO Y，MINOTA S，KAWASAKI A，et al. Perforin-secreting killer cell infiltration and expression of a 65-kD heat-shock protein in aortic tissue of patients with Takayasu's arteritis. J Clin Invest，1994，93（2）：750-758.

瞎子摸象：大动脉炎的发病机制

大动脉炎是一种少见病，这使得积累临床资料变得困难而漫长。虽然有学者制作出大动脉炎的动物模型，但是没有进一步研究加以验证，也就是说还没有公认的动物模型可用。这两个因素导致大动脉炎的发病机制研究成为非常困难的事情。准确地说，我们目前还不清楚大动脉炎发病机制的全貌。

但是，仍然有不少学者在此领域辛勤耕耘，取得的研究成果有助于我们较深入地了解大动脉炎，也有助于我们在此基础上寻找有效的治疗方法。在这里，书蠹要向所有从事大动脉炎发病机制研究的学者致敬！

32. 大动脉炎是内外因共同作用的结果

（1）内因是患者的遗传易感性。同许多风湿免疫病一样，大动脉炎也有易感基因。易感基因可以分成 HLA 相关基因和非 HLA 相关基因两部分。

① HLA 相关基因是大动脉炎主要的易感基因。

HLA-Ⅰ类基因：早在 1978 年，日本学者就发现了日本人群

HLA-B5，尤其是 *BW52* 与大动脉炎的相关性。并且，*BW52* 与血管壁的增厚和心脏受累均相关。单倍型 *BW52-DW12* 与急性炎症状态、快速进展相关。1992 年，韩国学者也发现了韩国人群的易感基因亦为 *BW52*。1993 年，日本学者进一步发现，*HLA-B52* 和 *HLA-B39* 基因编码 HLA 分子 63 位谷氨酸残基和 67 位丝氨酸残基，二者可能是大动脉炎的"共享表位"。2013 年，又有 HLA 易感位点被发现，它们是 171 位的组氨酸残基和 67 位的苯丙氨酸残基，二者位于 HLA-B 蛋白的抗原结合槽。*HLA-B*5201* 和 *HLA-B*3902* 与大动脉炎呈正相关。并且，带有 *HLA-B*5201* 基因的患者较不带此基因的患者有更严重的炎症和主动脉功能不全；*HLA-B*3902* 基因与肾血管损害相关。

HLA-Ⅱ类基因：1982 年，日本学者发现 *HLA-DR2* 与大动脉炎相关。10 年后，研究证实等位基因 DRB1*1502、DRB5*0102、DQA1*0103、DQB1*0601 和 DPB1*0901 为易感基因。

我国的研究表明，*HLA-DPB1*09*、*DPB1*1701*、*DQA1*03：01*、*DQB1*03：01* 和 *DRB1*07* 是国内人群大动脉炎的易感基因，携带 *DPB1*1701* 基因的人发病年龄更早。

②非 HLA 相关基因也是大动脉炎重要的易感基因。2013 年，日本学者发现 *IL12B* 的基因多态性（rs6871626），土耳其学者发现编码免疫球蛋白受体的基因 *FCGR2A* 与大动脉炎相关。北美和南美的患者与亚洲患者易感基因不完全相同。从现有的研究成果看，似乎 *HLA-B* 基因是大动脉炎较为重要的基因。

（2）外因是患者的环境因素。环境因素一般包括患者所接触的物理、化学和生物因素，对于大动脉炎医生关注的是生物因素。生物因素指的是环境中的各种微生物，目前研究较多的是细菌。自 20 世纪 50 年代，国内外学者均发现大动脉炎患者有结核病史或伴发结核的情况较多，但进一步研究并未发现结核菌引发大动脉炎的证据。此后的研究表明，病原体所携带的异嗜性抗原才与大动脉炎有更为密切的关系。异嗜性抗原是生物进化过程中高度保守的蛋白，因其对细胞的生存极为重要，故在自然选择过程中被保留了下来。人体在抗感染免疫过程中，有可能通过模式识别受体或抗原递呈细胞对异嗜性抗原的递呈而产生对异嗜性抗原的免疫反应，活化固有免疫或获得性免疫。热休克蛋白（heat shock protein，HSP）就是这样一种异嗜性抗原。研究发现，65kD 的 HSP65 反应性 $\gamma \delta T$ 细胞高度聚集在大动脉炎管壁的中膜和外膜的滋养血管沿线，并对血管内皮细胞有细胞毒作用。

33. 细胞免疫紊乱是大动脉炎主要的发病机制

病理学研究已经证实，大量炎症和免疫细胞浸润动脉管壁，可直接引起血管损伤。因此，大动脉炎的细胞免疫紊乱表现是突出的。

（1）巨噬细胞是免疫损伤的主要驱动者。大动脉炎的动脉血管壁如果处于炎症状态或损伤早期时，巨噬细胞表现为 M1 型，分泌白细胞介素（interleukin，IL）-6，促进炎症发展；如果处于炎症消退或损伤后期时,巨噬细胞表现为 M2 型,分泌转化生长因子(transforming growth factor,TGF)-β 和糖蛋白非转移性黑色素瘤蛋白 B(glycoprotein nonmetastatic melanoma protein B,GPNMB),二者可活化纤维母细胞。因此,巨噬细胞通过亚型转换,驱动动脉管壁炎症和其随后的纤维化、硬化。

(2)T 淋巴细胞异常是细胞免疫紊乱的主体。炎症和免疫细胞一般指人体中的白细胞,病理学研究已发现,白细胞中的中性粒细胞和 T 淋巴细胞发挥致病作用,尤以后者为突出。

①杀伤性 T 细胞(γδT 细胞和 CD8$^+$T 细胞)和 NK 细胞作为效应细胞的直接致病作用已经得到证实。其中,γδT 细胞通过 NKG2D/MICA 分子接受递呈的抗原,加之共刺激分子 4-1BB/4-1BBL 的辅助而被活化。提供抗原的抗原递呈细胞可以是巨噬细胞或树突状细胞。

②除了上述细胞,辅助性 T 细胞 17(helper T cells,Th17)细胞和 Th1 细胞也参与了大动脉炎的细胞免疫紊乱。其中,Th17 细胞"负责"急性期炎症,Th1 细胞"担负"慢性期炎症的维持和肉芽肿的形成。

③ Th17 型、Th1 型细胞因子和肿瘤坏死因子(tumor necrosis factor,TNF)是大动脉炎主要的炎症性细胞因子类型。促炎症性细胞因子升高常常是炎症性疾病的基本特征之一,大动脉炎也不例外。虽然众多学者都认为大动脉炎"应该"存在高促炎症性细胞因子水平,然而不同的队列研究显示大动脉炎患者血清的细

胞因子水平不尽相同。这首先是由于血清的细胞因子水平不能确保与炎症部位的细胞因子水平完全一致；其次是由于大动脉炎的少见性，致使每个研究队列的样本例数都不是很多，导致数据的代表性不高。因此，从研究的方法学上，测定细胞内的细胞因子自身或其 mRNA 水平更能反映该细胞因子的地位。

④IL-6 是大动脉炎最重要的 Th17 型细胞因子。几乎所有的研究，包括国内的其他研究及我们自己的研究均证实大动脉炎患者血清 IL-6 升高，这是目前唯一取得研究一致性的细胞因子。2015 年的一项研究进一步揭示，在外周血和病变血管中，分泌 IL-6 的细胞均明显增多。众所周知，IL-6 是 Th17 细胞分化的关键细胞因子之一，国内外研究均认为 Th17 细胞参与了大动脉炎的发病机制。因此，IL-6 是大动脉炎患者 Th17 细胞增加和 IL-17 分泌增多的关键因素，虽然后者的血清水平测定不一定升高。临床实践中应用 IL-6 受体单克隆抗体治疗大动脉炎，阻断 IL-6 的作用，患者的病情获得缓解。这有力地体现了 IL-6 在大动脉炎发病机制中的关键作用。

与人类 Th17 细胞分化相关的其他细胞因子还有 IL-1β 和 IL-23。少数研究涉及了 IL-1，一般认为大动脉炎患者血清 IL-1β 是低的。IL-23 的研究更少，有一个研究发现大动脉炎患者血清 IL-23 水平并不升高。二者的作用目前还难以评价。

⑤干扰素（interferon，IFN）-γ 是大动脉炎主要的 Th1 型细胞因子。IFN-γ 是维持患者慢性炎症和促进肉芽肿形成的关键因素。不同研究反映的血清 IFN-γ 的水平并不一致，但 2004 年

的研究发现大动脉炎患者外周血单个核细胞（peripheral blood mononuclear cells，PBMC）中 IFN-γ 的 mRNA 高表达。2015 年的研究证明体外培养的大动脉炎患者 CD4$^+$T 细胞分泌高水平 IFN-γ。研究还发现大动脉炎患者淋巴细胞分泌 IL-12 显著升高，高水平的 IL-12 是促进和维持 Th1 细胞分化的重要因素。

⑥肿瘤坏死因子 -α 也是大动脉炎主要的促炎因子。在炎症性疾病中，TNF-α 可谓"臭名昭著"，在大动脉炎中也是一样。研究显示，大动脉炎患者血清 TNF-α 升高，PBMC 高表达 TNF-α 的 mRNA。临床实践中应用 TNF 拮抗剂可以有效缓解患者病情，也反映了 TNF-α 在大动脉炎发病机制中的重要作用。

（3）体液免疫异常是大动脉炎的另一个发病机制。体液免疫异常一般包括 B 细胞的异常和自身抗体的作用。B 细胞的功能异常可能在大动脉炎的发病机制中占据重要地位。2004 年，一个对大动脉炎患者 PBMC 的研究发现，大动脉炎患者的 Th2 型细胞因子 IL-4 的 mRNA 明显升高，提示 Th2 细胞介导的体液免疫有可能在大动脉炎的发病机制中发挥作用。组织学研究也证实，CD20$^+$B 细胞浸润大动脉炎病变组织，这与早期研究结果不同。并且，大动脉炎患者血清中 B 细胞活化因子（B cell activating factor belonging to TNF family，BAFF）升高，提示 B 细胞功能亢进。2011 年国内的研究提示，外周循环中有多种 B 细胞的产物升高。B 细胞的重要产物就是抗体，但自身抗体在大动脉炎的研究未获重大突破，目前尚未找到对大动脉炎特异的自身抗体。

总体上说，人们对血管炎性疾病的自身抗体知之甚少。针对小血管炎，我们现在只知道抗中性粒细胞胞质抗体（antineutrophil cytoplasmic antibody，ANCA）。ANCA 也被认为与大动脉炎有相关性，但显然不具有特异性，也就是说不具有诊断价值，也不是致病性的自身抗体。

研究较多的是抗内皮细胞抗体（antiendothelial cell antibodies，AECA），AECA 在大动脉炎中有相对较高的阳性率，有研究认为其可达 80%。但 AECA 也见于其他血管炎性疾病和结缔组织病，因此不是特异性的自身抗体。但是，AECA 是一种致病性的自身抗体，在大动脉炎中，该自身抗体也可称为"抗主动脉内皮细胞抗体"，可导致主动脉内皮细胞损伤。体外研究显示，损伤的机制是抗体形成的免疫复合物激活补体，通过补体介导的细胞毒（complement dependent cytotoxicity，CDC）作用而不是通过抗体本身介导的细胞毒（antibody dependent cellular cytotoxicity，ADCC）作用杀伤靶细胞。

我国学者研究发现，大动脉炎患者外周血多种自身抗体升高，活动期患者的抗体水平高于缓解期患者，缓解期患者的抗体水平与健康人群接近。

这些研究表明，大动脉炎患者可能存在着 Th2 细胞活化，分泌 IL-4，促使 B 细胞功能亢进，呈多克隆活化，至少通过 AECA 发挥致病作用。

（4）肥大细胞促进血管损伤。有研究发现，与健康人群对照组血清相比，大动脉炎患者血清中肥大细胞（mast cell，MC）激活标志物（组胺和吲哚胺 2，3- 双加氧酶）水平升高；与非炎症性主动脉患者对照组相比，大动脉炎患者的主动脉病变中 MCs 的表达显著；与健康人群对照组相比，大动脉炎患者的血清在体内显著增加了血管通透性，而 MC 缺乏小鼠的血管通透性被消除；与健康人群对照组血清刺激的 MCs 相比，大动脉炎患者血清刺激的 MC 通过诱导成纤维细胞促进纤连蛋白、1 型胶原和 α - 平滑肌肌动蛋白的产生，支持新生血管生成（增加人脐静脉内皮细胞增殖和分支）和纤维化。

34. 免疫性炎症导致血管破坏

（1）杀伤性淋巴细胞分泌穿孔素。早年的病理学研究通过电子显微镜直接观察到杀伤性 T 细胞分泌穿孔素作用在主动脉血管壁细胞表面，因此，细胞毒细胞的直接杀伤作用是主动脉血管细胞损伤的重要机制之一。

（2）炎症活性细胞分泌基质金属蛋白酶（matrix metalloproteinase，MMP）。大动脉炎的病理学研究显示了血管壁的结构破坏，这种破坏不仅有血管细胞的受损，也包括管壁基质的降解。我们已知胶原是管壁基质的主要成分，降解管壁的关键酶是胶原酶。胶原酶有多种成分，MMP 是其中较为重要的一组胶原酶。近些年，MMP 的致病机制是风湿免疫病的一个重要研究方向。MMP 有多个亚型，以数字编码。

2003 年，有研究发现，MMP-2、MMP-3 和 MMP-9 在大动脉炎患者血清中显著升高，后两者还与疾病活动性评分呈正相关，这暗示它们可能参与了大动脉炎的活动性病变。2010 年，有研究进一步发现，炎症过程中的氧化应激和胶原分解与 MMP-2 和 MMP-9 水平相关。2012 年的一项研究发现，T 细胞可以活化管壁成纤维细胞，使后者分泌 MMP，降解细胞外基质。

上面的研究大致给我们勾画出了这样的路径：T 细胞→炎症和氧化应激→成纤维细胞活化，分泌 MMP →细胞外基质降解。

（3）细胞凋亡。1997 年，研究发现血管炎患者（6 例中 2 例为大动脉炎）有凋亡细胞的百分比升高的现象。2004 年，有研究进一步证实，大动脉炎患者病变血管壁组织高表达 Fas，浸润细胞 FasL 表达增加，凋亡现象增加。此后，另有研究明确指出，大动脉炎血管平滑肌细胞和主动脉内皮细胞也有凋亡增加的现象。这些研究提示我们，大动脉炎的炎症环境使得深陷其中的炎症和组织细胞通过凋亡机制"同归于尽"。

简而言之，目前已知的大动脉炎的血管损伤途径包括：①活化的杀伤细胞对血管壁构成细胞的细胞毒作用；②自身抗体诱导补体活化介导的细胞毒作用；③活化的血管壁构成细胞分泌胶原酶对基质的降解作用；④浸润的炎症细胞和血管壁构成细胞的凋亡。

总之，在外界因素（如某种细菌）感染了携带易感基因（如 HLA-B）的患者后，活化了巨噬细胞，巨噬细胞表现为 M1 型，激活杀伤性细胞毒细胞和 $CD4^+T$ 细胞。细胞活化过程中，Th17

型细胞因子和 TNF-α 是核心的促炎和细胞活化因子。

杀伤性细胞毒细胞直接损伤血管壁构成细胞，CD4$^+$T 细胞（Th1、Th17 和 Th2 细胞）则分别展开细胞免疫和体液免疫反应，通过各自途径损伤血管壁细胞及基质成分，导致主动脉病变。

研究疾病发病机制的目的是找到有效的治疗方法。经过上述研究，我们找到治疗方法了吗？请看下面的发病机制模式图（图 9）。

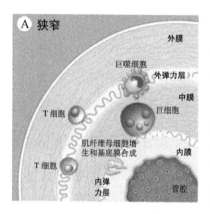
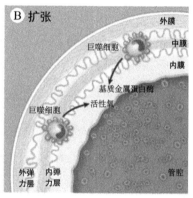
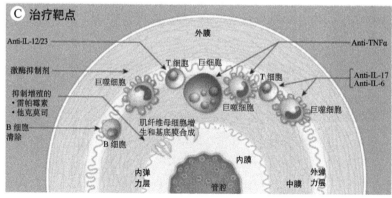

图 9　大动脉炎发病机制模式（彩图见彩插 4）

源自：TOMBETTI E，MASON J C. Takayasu arteritis：advanced understanding is leading to new horizons. Rheumatology（Oxford），2019，58（2）：206-219.

这个模式图展示了大动脉炎主要的两种动脉病变模式：狭窄和扩张、免疫细胞的浸润和目前可能的治疗靶点。这些从机制得来的治疗靶点可行吗？请看下文。

参考文献

1. MISRA D P, SINGH K, SHARMA A, et al. Arterial wall fibrosis in Takayasu arteritis and its potential for therapeutic modulation. Front Immunol, 2023, 14: 1174249.

2. LE JONCOUR A, DESBOIS A C, LEROYER A S, et al. Mast cells drive pathologic vascular lesions in Takayasu arteritis. J Allergy Clin Immunol, 2022, 149（1）: 292-301, e3.

3. NAITO S, ARAKAWA K, SAITO S, et al. Takayasu's disease: association with HLA-B5. Tissue Antigens, 1978, 12（2）: 143-145.

4. ISOHISA I, NUMANO F, MAEZAWA H, et al. HLA-Bw52 in Takayasu disease. Tissue Antigens, 1978, 12（4）: 246-248.

5. NUMANO F, OHTA N, SASAZUKI T. HLA and clinical manifestations in Takayasu disease. Jpn Circ J, 1982, 46（2）: 184-189.

6. MORIUCHI J, WAKISAKA A, AIZAWA M, et al. HLA-linked susceptibility gene of Takayasu disease. Hum Immunol, 1982, 4（1）: 87-91.

7. YAJIMA M, MORIWAKI R, NUMANO F, et al. Comparative studies between Japanese and Korean patients: comparison of the findings of angiography, HLA-Bw52, and clinical manifestations. Heart Vessels Suppl, 1992, 7: 102-105.

8. KASUYA K, HASHIMOTO Y, NUMANO F. Left ventricular dysfunction and HLA Bw52 antigen in Takayasu arteritis. Heart Vessels Suppl, 1992, 7: 116-119.

9. YOSHIDA M, KIMURA A, KATSURAGI K, et al. DNA typing of HLA-B gene in Takayasu's arteritis. Tissue Antigens, 1993, 42 (2): 87-90.

10. KIMURA A, KITAMURA H, DATE Y, et al. Comprehensive analysis of HLA genes in Takayasu arteritis in Japan. Int J Cardiol, 1996, 54 (Suppl): S61-69.

11. KITAMURA H, KOBAYASHI Y, KIMURA A, et al. Association of clinical manifestations with HLA-B alleles in Takayasu arteritis. Int J Cardiol, 1998, 66 (Suppl 1): S121-126.

12. LV N, DANG A, WANG Z, et al. Association of susceptibility to Takayasu arteritis in Chinese Han patients with HLA-DPB1. Hum Immunol, 2011, 72 (10): 893-896.

13. TERAO C, YOSHIFUJI H, OHMURA K, et al. Association of Takayasu arteritis with HLA-B 67: 01 and two amino acids in HLA-B protein. Rheumatology (Oxford), 2013, 52 (10): 1769-1774.

14. LV N, WANG Z, DANG A, et al. HLA-DQA1, DQB1 and DRB1 alleles associated with Takayasu arteritis in the Chinese Han population. Hum Immunol, 2015, 76 (4): 241-244.

15. SEKO Y, SUGISHITA K, SATO O, et al. Expression of costimulatory molecules(4-1BBL and Fas) and major histocompatibility class I chain-related A(MICA) in aortic tissue with Takayasu's arteritis. J Vasc Res, 2004, 41 (1): 84-90.

16. TRIPATHY N K, CHAUHAN S K, NITYANAND S. Cytokine mRNA repertoire of peripheral blood mononuclear cells in Takayasu's arteritis. Clin Exp

中国医学临床百家

Immunol，2004，138（2）：369-374.

17. MAHAJAN N, DHAWAN V, MALIK S, et al. Implication of oxidative stress and its correlation with activity of matrix metalloproteinases in patients with Takayasu's arteritis disease. Int J Cardiol，2010，145（2）：286-288.

18. MAHAJAN N, DHAWAN V, MAHMOOD S, et al. Extracellular matrix remodeling in Takayasu's arteritis：role of matrix metalloproteinases and adventitial inflammation. Arch Med Res，2012，43（5）：406-410.

19. INDER S J, BOBRYSHEV Y V, CHERIAN S M, et al. Immunophenotypic analysis of the aortic wall in Takayasu's arteritis：involvement of lymphocytes，dendritic cells and granulocytes in immuno-inflammatory reactions. Cardiovasc Surg，2000，8（2）：141-148.

20. ALIBAZ-ONER F, YENTÜR S P, SARUHAN-DIRESKENELI G, et al. Serum cytokine profiles in Takayasu's arteritis：search for biomarkers. Clin Exp Rheumatol，2015，33（2/Suppl 89）：S32-35.

21. SAADOUN D, GARRIDO M, COMARMOND C, et al. Th1 and Th17 cytokines drive inflammation in Takayasu arteritis. Arthritis Rheumatol，2015，67（5）：1353-1360.

22. KONG X, SUN Y, MA L, et al. The critical role of IL-6 in the pathogenesis of Takayasu arteritis. Clin Exp Rheumatol，2016，34（3/Suppl 97）：S21-27.

23. WANG H, MA J, WU Q, et al. Circulating B lymphocytes producing autoantibodies to endothelial cells play a role in the pathogenesis of Takayasu arteritis. J Vasc Surg，2011，53（1）：174-180.

24. TRIPATHY N K, UPADHYAYA S, SINHA N, et al. Complement and cell

mediated cytotoxicity by antiendothelial cell antibodies in Takayasu's arteritis. J Rheumatol, 2001, 28 (4): 805-808.

25. NISHINO Y, TAMAI M, KAWAKAMI A, et al. Serum levels of BAFF for assessing the disease activity of Takayasu arteritis. Clin Exp Rheumatol, 2010, 28 (1/Suppl 57): 14-17.

26. BERTIPAGLIA B, FAGGIN E, CILLO U, et al. Is apoptosis of vascular smooth muscle cells involved in the development of Takayasu arteritis? Suggestions from a case report. Rheumatology (Oxford), 2005, 44 (4): 484-487.

27. LORENZ H M, GRÜNKE M, HIERONYMUS T, et al. In vitro apoptosis and expression of apoptosis-related molecules in lymphocytes from patients with systemic lupus erythematosus and other autoimmune diseases. Arthritis Rheum, 1997, 40 (2): 306-317.

28. CHAUHAN S K, TRIPATHY N K, NITYANAND S. Antigenic targets and pathogenicity of anti-aortic endothelial cell antibodies in Takayasu arteritis. Arthritis Rheum, 2006, 54 (7): 2326-2333.

他山之石，可以攻玉：大动脉炎的治疗

　　大动脉炎的治疗学研究可以说是历尽艰辛。首先是病例太少，如果想组织一个病例队列进行药物疗效的研究太难；其次是虽然有人做出了动物模型，但是没有得到公认，而通过发病机制的研究找到治疗方法也很难进行。怎么办呢？有一个好办法，就是"借鉴"，借鉴其他类似疾病的治疗。

　　哪些是"类似的疾病"呢？当然是其他血管炎了。放眼各种血管炎的治疗，循证医学资料最充分的当属 ANCA 相关性血管炎（antineutrophil aytoplasmic antibody-associated vasculitis，AAV）。AAV 是系统性小血管炎，临床表现与大动脉炎有很多不同。但是，从病理特征上看，AAV 也是坏死性肉芽肿性血管炎，从免疫学特征看，AAV 也有大量淋巴、浆细胞浸润。书蠹认为，把 AAV 作为大动脉炎的治疗参考还是很有根据的。

　　现在 AAV 的治疗药物有激素和改善病情抗风湿药（disease modifying anti-rheumatic drugs，DMARDs）。DMARDs 目前分为传统药（csDMARDs）、生物制剂（bDMARDs）和靶

向合成 DMARDs（tsDMARDs）。csDMARDs 包括环磷酰胺（cyclophosphamide，CYC）、甲氨蝶呤（methotrexate，MTX）、硫唑嘌呤（azathioprine，AZA）、来氟米特（leflunomide，LEF）及吗替麦考酚酯（mycophenolate mofetil，MMF）等。

同大多数风湿免疫病一样，大动脉炎需终身治疗，这一点是书蠹在患者面前经常感到歉意和无奈的地方。

大动脉炎的治疗目标也同 AAV 一样是缓解病情、保护重要脏器不受损害，治疗过程包括"诱导缓解"和"维持缓解"两个阶段。

35. 大动脉炎"诱导缓解"的首选药物当属糖皮质激素

糖皮质激素（glucocorticoid，GC）用于大动脉炎的治疗至少有半个世纪了。一般来说，大多数患者在服用糖皮质激素 1 ～ 2 周后病情开始好转。但是，这个治疗方法从来没有人通过随机、双盲、安慰剂对照的 RCT 研究进行验证，国内外的风湿科医生却对此坚信不疑，可能是临床疗效非常显著的原因。

2009 年，EULAR 推出了大血管炎的治疗推荐：建议在诱导缓解阶段尽早使用大剂量糖皮质激素。推荐的起始剂量为泼尼松 1 mg/（kg·d），在保持病情缓解的情况下逐步减少激素剂量，一般在 3 个月的时候激素减至 10 ～ 15 mg/d。应用激素的同时要注意预防"激素诱导的骨质疏松（glucocorticoid induced osteoprosis，GIOP）"。有的患者在激素减量期间出现疾病复发，这时候就要加用 DMARDs 以辅助激素减量。

36. 传统改善病情抗风湿药是大动脉炎"诱导缓解"阶段的辅助，也是维持缓解的基础

EULAR 的治疗推荐建议使用 csDMARDs 作为激素治疗的辅助。在 DMARDs 药物中，首推几个细胞毒性药物，它们是 MTX、CYC 和 AZA。这些药物本来用于治疗血液系统恶性肿瘤，因其抑制和杀伤淋巴细胞而具有免疫抑制作用，从而可以治疗多种风湿免疫病。

（1）甲氨蝶呤是研究证据相对较多的口服药物。早在 1994 年 Hoffman 等就发现，将 MTX 与糖皮质激素联合使用，大动脉炎患者的缓解率可达 81%，部分患者可以停用激素。EULAR 的推荐也提出给予 MTX 每周 $10 \sim 15 \ mg/m^2$ 可以减少激素的累积剂量并降低复发率。但是，MTX 不是百分之百可靠。2012 年巴西的研究表明，MTX 与激素联合使用不能完全阻止大动脉炎的进展。MTX 的临床安全性良好，部分研究提示 MTX 可以用于儿童大动脉炎患者。

（2）环磷酰胺冲击治疗可使患者达到影像学缓解。在更早的 1985 年，Shelhamer 等给 6 例大动脉炎患者使用激素联合 CYC 治疗，平均观察 4.6 年，未发现新的病变。2011 年，Henes 等采用 PET-CT 技术观察 CYC 的疗效，研究者对 10 例患者使

用 CYC 冲击治疗，方案是 750 mg/m²，每 3 周 1 个循环，共 10 个循环（4.5 个月）。结果，9 例患者达到缓解，这 9 例患者中 1 例在第 21 个月（近 2 年）复发，余 8 例患者在随访的 45 个月（近 4 年）里没有复发。

CYC 可以和 MTX 联合使用。2007 年 Ozen 等对 4 例病变较广泛的儿童患者采用这样的方案：CYC 150 mg/kg 口服，MTX 每周 12.5 mg/m²。结果 1 例患儿在治疗的第 1 个月因肺血管炎去世，其余 3 例患者完成了 12 ～ 18 个月的治疗，均达到缓解。

（3）少数研究显示可以选用硫唑嘌呤。AZA 的使用仅见于个案报道，EULAR 的推荐建议使用剂量为 2 mg/kg。1986 年 Kohrman 等对 1 例 6 个月大的大动脉炎女婴采用泼尼松 2 mg/kg 及 AZA 1 mg/kg 治疗，患儿缓解。

近 10 年，考虑到细胞毒性药物的远期不良反应，不少学者尝试使用其他免疫抑制剂，应用较为广泛的有 2 种——LEF 和 MMF，这两种药物均可抑制淋巴细胞的功能及增殖，从而具有免疫抑制作用。

（4）应考虑使用来氟米特。2012 年，de Souza 等给 14 例活动期大动脉炎患者服用激素和 LEF 20 mg/d，连续使用至少 6 个月，平均随访 9.1 个月。经过治疗，仍处于活动期患者的比例由 93% 降至 20%；患者的 ESR 中位数由 29.0 mm/h 降至 27.0 mm/h；C 反应蛋白中位数由 10.3 mg/L 降至 5.3 mg/L；泼尼松的剂量由平均 34.2 mg/d 降至平均 13.9 mg/d。其中，2 例患者（13.3%）在随访期间出现经 MRA 证实的新发病变。治疗的整体不良反应轻微。这个研究证明 LEF 也可使患者减少激素剂量，并达到影像学缓解。

2023 年，一项 meta 分析确定了 8 项评估大动脉炎中 LEF 和 7 项评估巨细胞动脉炎中 LEF 的研究。所有研究均为具有高偏倚风险的非对照观察性研究，证据确定性较低或非常低。在大动脉炎患者中，获得至少部分缓解的患者比例为 75%，观察到血管造影稳定的患者占 86%，复发率为 12%。LEF 治疗后泼尼松剂量的平均减少量为 15.7 mg/d（10.28 ～ 21.16 mg/d），观察到 8% 的患者出现不良事件（0.02 ～ 0.16 mg/d）。比较 LEF 与 MTX 或 CTX 显示，LEF 在诱导缓解、预防复发和耐受性等方面更优。与托法替布比较，两种药物显示出相似的疗效。

（5）吗替麦考酚酯应用有效。1999 年 Daina 等报道了 3 例大动脉炎患者应用 MMF 2 g/d 而临床获益。2007 年 Shinjo 等将 5 例难治性大动脉炎患者和 5 例新诊断的大动脉炎患者纳入研究，10 例患者均给予 MMF 2 g/d，平均观察时间为 23.3 个月（近 2 年）。结果，患者 ESR 从 24.7 mm/h 降至 12.8 mm/h，CRP 从 24.0 mg/L 降至 11.2 mg/L；泼尼松剂量从 24.5 mg/d 降至 5.8 mg/d。2010 年 Goel 等报道了 20 例大动脉炎患者（其中 19 例处于活动期）应用 MMF，平均随访 9.6 个月。结果，患者 ESR 从 68.0 mm/h 降至 43.2 mm/h，CRP 从 31.0 mg/L 降至 17.3 mg/L，ITAS 积分中位数从 7 降至 1，泼尼松剂量从 36 g/d 降至 19 mg/d。

以上 3 个研究表明，MMF 是另一个有前景的治疗药物。

2017 年，国内学者的一项 meta 分析表明，与基线相比，在添加 MMF 后 ESR、CRP 值和激素剂量显著降低，并且疾病趋于稳定。

37. 生物制剂效果显著，部分得到 RCT 研究支持

自从生物制剂用于类风湿关节炎的治疗并获得了巨大成功以来，这种崭新的治疗药物受到了风湿科医生的极大关注，他们纷纷将这类神奇的药物试用于其他风湿病，其中就包括大动脉炎。

目前，风湿病临床上使用的生物制剂大致分成细胞因子相关制剂和细胞表面功能分子相关制剂两部分。细胞因子相关制剂主要是促炎性细胞因子的拮抗剂或者某些细胞因子本身。促炎性细胞因子的拮抗剂根据作用靶点和自身结构特点可分成细胞因子的单克隆抗体（monoclonal antibody，以下简称"单抗"）、细胞因子受体的单抗和细胞因子的抗体受体融合蛋白。在促炎性细胞因子中，TNF-α、IL-6 和 IL-1 在多种风湿病的发病机制中发挥重要作用，故这 3 种促炎性细胞因子的拮抗剂应用较为广泛。

（1）TNF-α 拮抗剂常用且种类略多。临床上正在使用的 TNF-α 单抗按照人源化的程度分成人鼠嵌合单抗和全人源化单抗两种。前者是英夫利昔单抗（infliximab，IFX），后者是阿达

木单抗（adalimumab，ADA）。TNF-α 单抗的治疗探索目前涉及贝赫切特综合征、两种大血管炎、两种中等血管的血管炎及 ANCA 相关性小血管炎。临床使用的 TNF 抗体受体融合蛋白是依那西普（etanercept，ETN）。ETN 可以分别结合游离的与膜结合的 TNF-α 及其受体而阻断 TNF-α 发挥作用。

一个"法国大动脉炎研究网络"所做的多中心、回顾性研究纳入 49 例大动脉炎患者，观察 3 年，76% 的患者同时使用传统的 DMARDs。其中，35 例使用 TNF 拮抗剂（IFX 28 例，ETN 6 例，ADA 1 例），60%（21 例 /35 例）使用初始药物有效，另 14 例使用初始药物无效，10 例继续换用其他生物制剂。在这 10 例患者中，6 例换用了其他 TNF 拮抗剂。到 3 年观察期结束，这 6 例中 1 例换用了非 TNF 生物制剂。使用 TNF 拮抗剂的总体有效率是 74.29%（26 例 /35 例），不良反应主要是感染，占 32.65%（16 例 /49 例）。

另外，2018 年以前的病例系列研究证实，应用 IFX 的 102 例大动脉炎患者中，69.61% 的患者达到缓解。综合其中 11 个研究，32% 的患者停用激素。但是，在达到缓解的患者中，28.6% 的患者又复发。另有 1 个研究表明，9 例患者（8 例用 IFX，1 例用 ADA）中 5 例缓解，4 例复发。

2022 年，意大利的一项回顾性研究分析了大型单中心观察队列中接受 IFX 治疗的 TAK 患者，共纳入 41 名患者，IFX 的起始剂量为 5 mg/kg，每 6 周 1 次，28 名患者（68%）需要剂量递增（持续 / 复发的临床症状是递增的最常见原因）。普通剂量组的平均治疗持续时间为 39 个月，增加剂量组的平均治疗持续时间为 68 个月。在增加剂量组中，IFX 在 8 名患者（29%）中停用，中位时间为 38 个月，停用原因是失去反应（7 名）或患者要求（1 名）。增加剂量组的患者复发次数较多（3.4 次 / 患者 *vs.* 0.8 次 / 患者），并且接受更高的累积类固醇剂量（每月 1.7 g *vs.* 每月 1.3 g，泼尼松龙）。

总之，肿瘤坏死因子拮抗剂（tumour necrosis factor inhibitors，TNFi）确实有效，但是，目前没有 TNFi 之间的疗效比较，各位医生可以根据实际情况选择。

（2）IL-6 受体单抗有 RCT 证据。临床使用的 IL-6 受体单抗是托珠单抗（tocilizumab，TCZ）。2018 年，日本学者发表了关于 TCZ 治疗大动脉炎的随机对照试验，旨在探讨 IL-6 受体抗体 TCZ 在治疗大动脉炎患者中的疗效和安全性。该研究（TAKI 研究）采用双盲、安慰剂对照的设计，将患者随机分配到每周接受 TCZ 162 mg 或安慰剂的组别，并在 4 周内逐渐减少口服糖皮质激素的量至最低 0.1 mg/（kg·d），直至 19 例患者复发。主要终点是大动脉炎复发的时限，定义为至少出现以下症状中的 2 项：客观系统性症状、主观系统性症状、炎症指标升高、血管征和缺血症状。结果显示，共有 16 名接受 TCZ 治疗和 17 名接受安慰剂治疗的患者，接受 TCZ 治疗的患者中大动脉炎复发的 *HR* 为 0.41（95.41% *CI* 0.15 ～ 1.10；*P*=0.0596）（主要终点），这表明 TCZ 在治疗大动脉炎复发的疗效方面优于安慰剂，且没有新的安全性问题。此后，该研究团队对数据进一步分析，在 2020 年发表了分析结果。总体而言，46.4% 的患者将剂量减少至 0.1 mg/（kg·d），该剂量小于基线复发时给药剂量的一半；与基线相比，96 周后的影像学评估表明大多数患者的疾病有所改善（17.9%）或稳定（67.9%）；36 项简短形式健康调查的生理和心理成分积分及 8 个积分表中的 7 个分数均从基线临床改善并保持，没有报告任何意外问题。

2022 年，该 TAKI 研究又发表了 post hoc 分析，他们调查了 TCZ 治疗是否抑制了大动脉炎引起的血管病变进展。评估指标包括基线至治疗结束期间壁厚度的变化（主要终点）、扩张 / 动脉瘤、狭窄 / 闭塞或壁增强。结果表明，在 28 例患者中，治疗 96 周时 22 根动脉中有 86.7% 的壁厚度得到改善或保持稳定，壁厚度改善或稳定、部分进展或新进展的病变比例分别为 57.1%、10.7% 和 28.6%，对于扩张 / 动脉瘤，改善或稳定的病变比例为 92.9%，对于狭窄 / 闭塞，改善或稳定的病变比例为 85.7%。

总之，TAKI 研究显示 TCZ 治疗可以减少复发，减少激素用量，改善患者的心理和感受，稳定或减缓动脉血管的病变发展。

2022 年，一个国际多中心研究评估了 TNFi 和 TCZ 在大动脉炎患者中的安全性和有效性，共纳入 209 例大动脉炎患者 [中位年龄 29 岁（四分位数间距 7 ～ 62 岁），其中 186 例（89%）为女

性]，其中 132 例（63%）接受 TNFi，包括英夫利昔单抗 109 例、阿达木单抗 45 例、戈利木单抗 8 例、赛妥珠单抗 6 例和依那西普 5 例；77 例（37%）接受 TCZ 治疗，包括静脉注射和皮下注射（分别为 95 例和 26 例）。结果显示，TNF 拮抗剂组中 152 例患者有 101 例达到完全缓解，107 例患者中有 75 例达到完全缓解；年龄 ≥ 30 岁与完全缓解相关，而血管征和基线泼尼松 ≥ 20 mg/d 与完全缓解呈负相关。在平均随访的 36 个月期间，共发生 103 次复发。主动脉分支和胸主动脉受累（*HR* 2.44 和 3.66）及基线系统性症状（*HR* 2.01）与复发显著相关。TNFi 和 TCZ 在停药和复发方面的累积发生率相似。在生物靶向治疗期间，共发生 58 例不良反应，其中 37 例出现在 TNFi 组，21 例出现在 TCZ 组（*P*=0.4）。该多中心大样本研究显示，生物靶向治疗在难治性大动脉炎中具有较高的疗效。TNFi 和 TCZ 在疗效、复发和药物保留率方面具有相当的效果。其中，TNFi 可能更适用于希望怀孕的年轻女性，因为 TNFi 在这种情况下具有更安全的作用；TCZ 更适用于心功能不全的患者。

38. JAK 抑制剂有应用前景

在活动性大动脉炎中，与 MTX 相比，托法替布的完全缓解率和激素减量率更高，但复发和成像改善率未达到统计学显著性。针对大动脉炎的 JAK 抑制剂的其他临床试验（NCT04161898，乌帕替尼）正在进行中。

39. 美国风湿病学会和血管炎基金会共同推出大动脉炎治疗指南（2021）

2009 年，EULAR 提出大血管炎的治疗指南，简明扼要，但过于笼统。主要原因是循证医学证据不够。近 10 年来，各国医生都做了各种治疗方面的研究，上文中做了部分介绍。这样，就有了 2021 年的治疗指南，内容如下。

（1）药物治疗方面

①对于没有接受免疫抑制治疗的活动性、严重大动脉炎患者，建议开始口服高剂量糖皮质激素治疗，而不是静脉冲击糖皮质激素后序贯口服高剂量糖皮质激素。

②对于新近活动的严重大动脉炎患者，建议首先使用高剂量糖皮质激素而不是低剂量糖皮质激素的治疗。

③对于在接受糖皮质激素治疗 ≥ 6 ～ 12 个月后病情缓解的大动脉炎患者，建议在长期使用低剂量糖皮质激素治疗的基础上逐步减少糖皮质激素的用量，以维持病情缓解。

④对于活动性大动脉炎的患者，建议使用非激素类免疫抑制剂加糖皮质激素，而不是单独使用糖皮质激素。

⑤对于活动性大动脉炎的患者，建议使用其他非激素类免疫抑制治疗，而不是把托珠单抗作为初始治疗。

⑥对于单独使用糖皮质激素效果不佳的大动脉炎患者，建议添加 TNFi 而非托珠单抗。

⑦对于无症状加重的大动脉炎且影像学显示血管病变无进展的患者，在没有炎症证据的情况下，建议继续目前的治疗，而不是升级／改变免疫抑制治疗。

⑧对于活动性大动脉炎且有严重颅内或椎基底动脉受累的患者，建议添加阿司匹林或其他抗血小板聚集药物治疗。

（2）手术治疗方面

不分级立场声明：对于任何需要手术血管干预的患者，干预的类型和时间应由血管外科医生和风湿病学专家共同决定。

①在没有持续活动性疾病证据的已知大动脉炎且持续性肢体跛行患者中，建议不要进行手术干预。

②对于在接受免疫抑制治疗时肢体／器官缺血症状恶化的大动脉炎患者，建议升级免疫抑制治疗，而不是升级免疫抑制疗法加手术干预。

③对于肾血管性高血压和肾动脉狭窄的大动脉炎患者，建议进行医疗管理而非手术干预。

④对于没有临床症状的大动脉炎且颅内／颈部血管狭窄的患者，建议进行医疗管理而不是手术干预。

⑤对于肢体／器官缺血症状恶化的大动脉炎患者，建议将手术干预推迟到疾病非活动期，而不是在患者疾病活动期时进行手术干预。

⑥对于正在接受手术干预的大动脉炎患者，如果患者疾病处于活动期，建议在围手术期使用高剂量糖皮质激素。

（3）病情监测与治疗调整

①临床/实验室检查方面：对于大动脉炎患者，建议将炎症标志物作为疾病活动性评估工具添加到临床监测中；对于临床症状明显缓解的大动脉炎患者，建议进行长期临床监测，而不是不进行临床监测；对于临床症状明显缓解但炎症标志物水平升高的大动脉炎患者，建议在不升级免疫抑制治疗的情况下进行临床观察。

②血管影像学检查方面：对于大动脉炎患者，建议使用非侵入性成像，而不是使用经导管的有对比剂的血管造影术作为疾病活动性评估工具；对于大动脉炎的非首发患者，除了常规临床评估外，建议定期安排非侵入性成像检查；对于临床症状明显缓解，但在血管成像上有新血管区域炎症迹象（如新狭窄或血管壁增厚）的大动脉炎患者，建议使用免疫抑制剂治疗。

（4）相关定义的解释

①疾病状态包括以下几种。疑似：提示巨细胞动脉炎/大动脉炎的临床体征和（或）症状，而不能由其他情况解释。疾病活动：巨细胞动脉炎/大动脉炎引起的新的、持续的或恶化的临床体征和（或）症状，与既往损伤无关。严重：具有威胁生命或器官表现的血管炎（如视力丧失、脑血管缺血、心脏缺血、肢体缺血）。非严重：无危及生命或器官表现的血管炎（如全身症状、头痛、下颌跛行、风湿性多肌痛症状）。缓解：缺乏代表活动性巨细胞动脉炎/大动脉炎的临床体征或症状，无论是否在用免疫

抑制剂。难治：尽管给予了适当的免疫抑制剂治疗，但疾病仍然持续活动。复发：缓解一段时间后疾病重新活动。颅内缺血：视觉和神经系统受累，包括黑蒙、视力丧失和脑卒中。

②治疗方法方面包括以下几种。糖皮质激素静脉注射冲击治疗：静脉注射甲泼尼龙 500 ～ 1000 mg/d（成人）或 30 mg/（kg·d）（儿童；最大剂量 1000 mg/d）或等效物，持续 3 ～ 5 天。口服大剂量糖皮质激素：泼尼松 1 mg/（kg·d）至 80 mg/d 或等效物。口服中等剂量糖皮质激素：泼尼松 0.5 mg/（kg·d）（成人一般为 10 ～ 40 mg/d）或等效物。口服低剂量糖皮质激素：泼尼松 ≤ 10 mg/d 或等效物。非糖皮质激素、非生物制剂的免疫抑制剂治疗：硫唑嘌呤、来氟米特、甲氨蝶呤、霉酚酸酯、环磷酰胺。生物制剂：阿巴西普、肿瘤坏死因子拮抗剂、托珠单抗。手术治疗：血管成形术、支架置入术、血管旁路（搭桥）术、血管移植。

③疾病评估方面包括以下几种。临床监测：评估疾病活动性的临床体征和症状，获取四肢血压，以及获得临床实验室结果，包括炎症标志物水平。炎症指标：红细胞沉降率、C 反应蛋白。非侵入性影像：计算机体层血管成像、MRI 血管成像、正电子发射计算机断层显像、对血管的超声检查、颞动脉和头皮动脉的 MRI。侵入性影像：使用传统导管的血管造影。

总之，大动脉炎的治疗始终要积极治疗。首先采用大剂量激素，随后加用 csDMARDs 以使激素减量或停用。对于难治的病例，可以考虑生物制剂。动脉的病变最终需外科手术解决，但要待病情缓解后进行。

经过医生的精心治疗，患者的预后究竟怎样呢？病情中哪些是影响预后的关键因素？请看下文。

参考文献

1. MUKHTYAR C, GUILLEVIN L, CID M C, et al. EULAR recommendations for the management of large vessel vasculitis. Ann Rheum Dis, 2009, 68（3）: 318-323.

2. HOFFMAN G S, LEAVITT R Y, KERR G S, et al. Treatment of glucocorticoid-resistant or relapsing Takayasu arteritis with methotrexate. Arthritis Rheum, 1994, 37（4）: 578-582.

3. SZUGYE H S, ZEFT A S, SPALDING S J. Takayasu arteritis in the pediatric population: a contemporary United States-based single center cohort. Pediatr Rheumatol Online J, 2014, 12: 21.

4. FREITAS D S, CAMARGO C Z, MARIZ H A, et al. Takayasu arteritis: assessment of response to medical therapy based on clinical activity criteria and imaging techniques. Rheumatol Int, 2012, 32（3）: 703-709.

5. SHELHAMER J H, VOLKMAN D J, PARRILLO J E, et al. Takayasu's arteritis and its therapy. Ann Intern Med, 1985, 103（1）: 121-126.

6. OZEN S, DUZOVA A, BAKKALOGLU A, et al. Takayasu arteritis in children: preliminary experience with cyclophosphamide induction and corticosteroids followed by methotrexate. J Pediatr, 2007, 150（1）: 72-76.

7. KOHRMAN M H, HUTTENLOCHER P R. Takayasu arteritis: a treatable cause of stroke in infancy. Pediatr Neurol, 1986, 2（3）: 154-158.

8. DE SOUZA A W, DA SILVA M D, MACHADO L S, et al. Short-term effect of leflunomide in patients with Takayasu arteritis: an observational study. Scand J Rheumatol, 2012, 41（3）: 227-230.

9. DAINA E, SCHIEPPATI A, REMUZZI G. Mycophenolate mofetil for the treatment of Takayasu arteritis: report of three cases. Ann Intern Med, 1999, 130（5）: 422-426.

10. SHINJO S K, PEREIRA R M, TIZZIANI V A, et al. Mycophenolate mofetil reduces disease activity and steroid dosage in Takayasu arteritis. Clin Rheumatol, 2007, 26（11）: 1871-1875.

11. GOEL R, DANDA D, MATHEW J, et al. Mycophenolate mofetil in Takayasu's arteritis. Clin Rheumatol, 2010, 29（3）: 329-332.

12. MEKINIAN A, COMARMOND C, RESCHE-RIGON M, et al. Efficacy of biological-targeted treatments in Takayasu arteritis: multicenter, retrospective study of 49 patients. Circulation, 2015, 132（18）: 1693-1700.

13. STERN S, CLEMENTE G, REIFF A, et al. Treatment of pediatric Takayasu arteritis with infliximab and cyclophosphamide: experience from an American-Brazilian cohort study. J Clin Rheumatol, 2014, 20（4）: 183-188.

14. OSMAN M, PAGNOUX C, DRYDEN D M, et al. The role of biological agents in the management of large vessel vasculitis（LVV）: a systematic review and meta-analysis. PLoS One, 2014, 9（12）: e115026.

15. NOVIKOV P I, SMITIENKO I O, MOISEEV S V. Tumor necrosis factor alpha

inhibitors in patients with Takayasu's arteritis refractory to standard immunosuppressive treatment: cases series and review of the literature. Clin Rheumatol, 2013, 32（12）: 1827-1832.

16. HOYER B F, MUMTAZ I M, LODDENKEMPER K, et al. Takayasu arteritis is characterised by disturbances of B cell homeostasis and responds to B cell depletion therapy with rituximab. Ann Rheum Dis, 2012, 71（1）: 75-79.

17. CALTRAN E, DI COLO G, GHIGLIOTTI G, et al. Two Takayasu arteritis patients successfully treated with rituximab. Clin Rheumatol, 2014, 33（8）: 1183-1184.

18. MAZ M, CHUNG S A, ABRIL A, et al. 2021 American College of Rheumatology/Vasculitis foundation guideline for the management of giant cell arteritis and Takayasu Arteritis. Arthritis Rheumatol, 2021, 73（8）: 1349-1365.

19. MATSUMOTO K, SUZUKI K, TAKESHITA M, et al. Changes in the molecular profiles of large-vessel vasculitis treated with biological disease-modifying anti-rheumatic drugs and Janus kinase inhibitors. Front Immunol, 2023, 14: 1197342.

20. MEKINIAN A, BIARD L, DAGNA L, et al, French Takayasu network. efficacy and safety of TNF-α antagonists and tocilizumab in Takayasu arteritis: multicentre retrospective study of 209 patients. Rheumatology（Oxford）, 2022, 61（4）: 1376-1384.

21. NAKAOKA Y, YANAGAWA M, HATA A, et al. Vascular imaging of patients with refractory Takayasu arteritis treated with tocilizumab: post hoc analysis of a randomized controlled trial. Rheumatology（Oxford）, 2022, 61（6）: 2360-2368.

22. TOMELLERI A, CAMPOCHIARO C, SARTORELLI S, et al. Effectiveness and safety of infliximab dose escalation in patients with refractory Takayasu arteritis:

a real-life experience from a monocentric cohort. Mod Rheumatol, 2022, 32（2）: 406-412.

23. WATANABE R, HASHIMOTO M. Perspectives of JAK inhibitors for large vessel vasculitis. Front Immunol, 2022, 13: 881705.

24. DAI D, WANG Y, JIN H, et al. The efficacy of mycophenolate mofetil in treating Takayasu arteritis: a systematic review and meta-analysis. Rheumatol Int, 2017, 37（7）: 1083-1088.

25. NARVÁEZ J, ESTRADA P, LLOP D, et al. Efficacy and safety of leflunomide in the management of large vessel vasculitis: a systematic review and metaanalysis of cohort studies. Semin Arthritis Rheum, 2023, 59: 152166.

雾里看花：大动脉炎的预后

没有哪个医生想让自己诊治的患者病情加重，他们都希望患者早日康复，书蠹也是一样。

一般来说，患者的预后涉及两个方面：一是疾病本身的状况，二是治疗的效果。对大动脉炎患者而言，前者包括患者的并发症和疾病的活动性，后者包括药物的选择、患者对药物的反应、手术治疗的时机和围手术期治疗。

40. 并发症是影响大动脉炎患者预后的最重要因素

众所周知，许多风湿性疾病并不直接危及患者生命，能够危及生命的往往是疾病引起的并发症，如 ANCA 相关性血管炎引起的肾衰竭。

（1）高血压是大动脉炎最常见、最重要的并发症。前面已经提到，大动脉炎患者容易并发高血压，这样的高血压属于继发性高血压。高血压可以引起高血压性肾病，导致肾功能不全，严重者出现肾衰竭，肾功能不全反过来引起肾性高血压，这样形成恶性循环。高血压还可以继发心功能不全、脑出血等严重情况。

早在20世纪60年代我国著名高血压学者刘力生教授就发现，大动脉炎是我国继发性高血压的主要原因。1989年印度学者发现严重高血压是大动脉炎患者的预后不良因素。2005年日本学者对33例大动脉炎患者进行了以往44年的回顾性分析，认为手术后的血压控制是影响患者无症状生存的最重要因素。2008年墨西哥的研究及2014年中国医学科学院阜外医院对566例患者的研究均认为高血压是重要的预后不良因素。

（2）心功能衰竭是大动脉炎最常见的致死原因。大动脉炎患者的心功能衰竭（简称"心衰"）可以是多种因素导致的，如心瓣膜受累、心肌受累、高血压等。2010年，海军军医大学第一附属医院对125例患者进行随访，中位时间是36个月，随访期间8例患者因心衰离世。2015年，中国医学科学院阜外医院对332例患者平均随访5年的资料表明，在32例死亡患者中，21例是因心衰去世；在仍存活的患者中，最常见的心脑血管事件也是心衰。

2003年，日本对106例患者既往40年的回顾性研究及2014年对110例患者平均21.6年的随访研究均提示，心衰是导致患者死亡的主要原因。

（3）脑卒中是大动脉炎第二位的致死或致残原因。2008年墨西哥的一项研究提示，脑卒中是大动脉炎患者死亡的重要原因之一。2010 年，法国对不同种族大动脉炎患者的研究发现，北非黑种人发生脑卒中较白种人多，预后差。2015 年中国医学科学院阜外医院发现，在 274 例有神经系统症状的大动脉炎患者中，30 例发生了脑卒中（10.9%）。书蠹在本书前文提出，应当把颅内动脉受累作为大动脉炎血管病变分型的一部分，以指导临床治疗。

（4）肾衰竭是大动脉炎重要的并发症。大动脉炎引起肾动脉狭窄甚至闭塞，导致一侧或双侧肾萎缩，进而出现肾功能不全甚至肾衰竭是临床中常见的现象。2000 年及 2005 年日本的研究、2008 年墨西哥的研究及 2011 年美国的研究均认为，肾衰竭是大动脉炎患者的长期并发症之一。

（5）冠状动脉受累是大动脉炎危险的并发症。2003 年，日本的一项研究表明，在 81 例接受了冠状动脉造影的大动脉炎患者中，31 例（38.27%）存在冠状动脉病变，这 31 例中 24 例为冠状动脉狭窄（77.42%）。墨西哥的研究认为，大动脉炎患者继发的冠心病是重要的死亡率预测因素之一。中国医学科学院阜外医院的研究表明，11.7% 的大动脉炎患者有冠状动脉受累。前面曾提到，首都医科大学附属北京安贞医院的研究发现大动脉炎的冠状动脉受累多表现为左主干病变或三支病变，因此，患者一旦发生心肌梗死，将严重影响心功能，甚至危及生命。

（6）肺动脉高压是大动脉炎棘手的并发症。在大动脉炎患者中，肺动脉高压（pulmonary artery hypertension，PAH）的发生少见而严重。PAH 严重影响心肺功能，危及患者生命，成为大动脉炎的一个严重并发症。肺动脉受累是引起 PAH 的主要原因。雪上加霜的是，无论是肺动脉病变还是 PAH，在临床上都是治疗难点。2007 年，土耳其学者在其研究队列中观察到 1 位儿童患者死于 PAH。中国医学科学院阜外医院的资料显示，大动脉炎患者肺动脉受累占 14.7%，与冠状动脉受累接近。在 48 例 PAH 患者中，36 例（75%）有肺动脉受累。PAH 的症状不特异，不易引起患者警觉，一旦发现，往往已是晚期。

书蠹在临床工作中不时会遇到这样的患者：患者活动耐力很差，检查提示大动脉炎活动，超声估测肺动脉压很高，心功能很差。欲行心导管检查测定肺动脉压力都要颇费周章。治疗上就像走钢丝，小心又小心。严重 PAH 的预后堪比恶性肿瘤。

41. 疾病活动性是影响患者预后的次要因素

关于疾病活动性影响患者预后这一点很好理解，长期疾病活动，进展快的患者一般预后差。1994 年，日本著名学者 Ishikawa 观察了 120 例大动脉炎患者，发现 ESR 是重要的预后因素。中国医学科学院阜外医院的研究提示高敏 C 反应蛋白也与大动脉炎的预后相关。巴西的研究发现，ESR 还与患者的冠状动脉病变相关。

42. 药物和手术治疗可以改善患者预后

早在 1983 年，瑞典的研究表明，激素和硫唑嘌呤可以改善大动脉炎患者的预后。2000 年巴西的研究提示，激素联合甲氨蝶呤可以控制疾病活动。2011 年，德国的研究认为环磷酰胺冲击治疗有效。其他药物治疗的情况前文已有述及。药物通过控制疾病活动，从而改善预后。

2003 年日本的研究、2006 年瑞士的研究及 2010 年美国的研究均认为外科手术干预可以改善患者的预后。

43. 当前医学的进展可能并未使大动脉炎患者预后获益，生物制剂和 JAK 抑制剂值得期待

对于大动脉炎患者的生存率不少国家都有报道。1985 年，美国的研究报道北美大动脉炎患者的 5 年生存率为 94%。1989 年日本报道大动脉炎患者的 5 年生存率为 91%，10 年生存率为 84%。1990 年，我国报道大动脉炎患者的 5 年生存率为 93.1%，10 年生存率为 91.1%。2003 年，日本报道大动脉炎患者的 15 年生存率为 76.1%，20 年生存率为 73.5%。2005 年，韩国报道大动脉炎患者的 5 年生存率为 92.9%，10 年生存率为 87.2%。2010 年，美国报道白种人大动脉炎患者的 5 年生存率为 100%，10 年生存率为 95%；黑种人大动脉炎患者的 5 年和 10 年生存率均为 100%；北非人种大动脉炎患者的 5 年和 10 年生存率均为 67.4%。2012 年，法国报道大动脉炎患者的 5 年生存率为 56%，10 年生存率为 45%。2014 年，日本报道大动脉炎患者的 10 年生存率为 84.3%，20 年生存率为 70.4%。

1994 年日本报道无并发症的大动脉炎患者的 15 年生存率为 96.4%，有并发症的患者生存率则降为 66.3%。2003 年日本报道有冠状动脉或肺动脉受累的大动脉炎患者 5 年生存率为 86.5%，10 年生存率为 81.4%。

总体上看，大动脉炎患者的 5 年生存率一般在 90% 以上，10 年生存率在 80% 以上，15 年和 20 年生存率在 70% 以上。也就是说，每隔 5 年，生存率大约下降 10%。有明显并发症的大动脉炎患者生存率更差。

另外，近些年的报道与往年的报道数据差别不大，也反映出医学的进展并未使患者获益。看到这里，似乎有点令人泄气。21 世纪是生命科学的世纪，大量新技术正在改变着我们的生活。生物制剂的使用已经让我们看到了大动脉炎治疗的一线曙光，JAK 抑制剂的作用正在引起临床医生的重视，材料科学的发展正在改变血管外科的面貌。相信不久的将来，大动脉炎的治疗和患者的预后会焕然一新，患者终会等到带病延年的那一天。

还记得本书开篇提到的那位二妞吗？她从发病到现在早已超过 15 年，在书蠹这里治疗也超过了 9 年。她病情稳定后，又在血管外科进行了手术治疗，手术效果令人满意。术后仍在书蠹这里随访，病情稳定。

这个年轻的女孩一直非常乐观，她的坚强常常感动着我。生活对她而言并不容易，但她用笑容面对一切。正是一个又一个这样的大动脉炎患者推动着书蠹不断学习，不断钻研。科技发展日新月异，新的治疗手段不断涌现。书蠹期望通过自己的勤奋努力，使这些患者有一个正常的生活状态和一个美好的明天。

参考文献

1. 杨丽睿，张慧敏，蒋雄京，等 . 566 例大动脉炎患者的临床特点及预后 . 中国循环杂志，2015，30（9）849-853.

2. SUBRAMANYAN R, JOY J, BALAKRISHNAN K G. Natural history of aortoarteritis（Takayasu's disease）. Circulation，1989，80（3）：429-437.

3. SOTO M E, ESPINOLA N, FLORES-SUAREZ L F, et al. Takayasu arteritis：clinical features in 110 Mexican Mestizo patients and cardiovascular impact on survival and prognosis. Clin Exp Rheumatol，2008，26（3 Suppl 49）：S9-15.

4. YANG L, ZHANG H, JIANG X, et al. Clinical manifestations and longterm outcome for patients with Takayasu arteritis in China. J Rheumatol，2014，41（12）：2439-2446.

5. MIYATA T, SATO O, KOYAMA H, et al. Long-term survival after surgical treatment of patients with Takayasu's arteritis. Circulation，2003，108（12）：1474-1480.

6. CONG X L, DAI S M, FENG X, et al. Takayasu's arteritis：clinical features and outcomes of 125 patients in China. Clin Rheumatol，2010，29（9）：973-981.

7. SOTO M E, ESPINOLA N, FLORES-SUAREZ L F, et al. Takayasu arteritis：clinical features in 110 Mexican Mestizo patients and cardiovascular

impact on survival and prognosis. Clin Exp Rheumatol, 2008, 26（3 Suppl 49）：
S9-15.

8. ARNAUD L, HAROCHE J, LIMAL N, et al. Takayasu arteritis in France：
a single-center retrospective study of 82 cases comparing white, North African, and
black patients. Medicine（Baltimore）, 2010, 89（1）：1-17.

9. YANG L, ZHANG H, JIANG X, et al. Clinical features and outcomes of
Takayasu arteritis with neurological symptoms in China：a retrospective study. J
Rheumatol, 2015, 42（10）：1846-1852.

10. SHARMA B K, JAIN S, VASISHTA K. Outcome of pregnancy in Takayasu
arteritis. Int J Cardiol, 2000, 75（Suppl 1）：S159-162.

11. TAKETANI T, MIYATA T, MOROTA T, et al. Surgical treatment of
atypical aortic coarctation complicating Takayasu's arteritis--experience with 33
cases over 44 years. J Vasc Surg, 2005, 41（4）：597-601.

12. ENDO M, TOMIZAWA Y, NISHIDA H, et al. Angiographic findings and
surgical treatments of coronary artery involvement in Takayasu arteritis. J Thorac
Cardiovasc Surg, 2003, 125（3）：570-577.

13. OZEN S, DUZOVA A, BAKKALOGLU A, et al. Takayasu arteritis
in children：preliminary experience with cyclophosphamide induction and
corticosteroids followed by methotrexate. J Pediatr, 2007, 150（1）：72-76.

14. MATSUURA K, OGINO H, KOBAYASHI J, et al. Surgical treatment of
aortic regurgitation due to Takayasu arteritis：long-term morbidity and mortality.
Circulation, 2005 , 112（24）：3707-3712.

15. WANG X, DANG A, CHEN B, et al. Takayasu arteritis-associated

pulmonary hypertension. J Rheumatol, 2015, 42（3）: 495-503.

16. ISHIKAWA K, MAETANI S. Long-term outcome for 120 Japanese patients with Takayasu's disease. Clinical and statistical analyses of related prognostic factors. Circulation, 1994, 90（4）: 1855-1860.

17. SOEIRO ADE M, ALMEIDA M C, TORRES T A, et al. Clinical characteristics and long-term outcome of patients with acute coronary syndromes and Takayasu arteritis. Rev Port Cardiol, 2013, 32（4）: 297-302.

18. SATO E I, LIMA D N, ESPIRITO SANTO B, et al. Takayasu arteritis. Treatment and prognosis in a university center in Brazil. Int J Cardiol, 2000, 75（Suppl 1）: S163-166.

19. HENES J C, MUELLER M, PFANNENBERG C, et al. Cyclophosphamide for large vessel vasculitis: assessment of response by PET/CT. Clin Exp Rheumatol, 2011, 29（1 Suppl 64）: S43-48.

20. KALANGOS A, CHRISTENSON J T, CIKIRIKCIOGLU M, et al. Long-term outcome after surgical intervention and interventional procedures for the management of Takayasu's arteritis in children. J Thorac Cardiovasc Surg, 2006, 132（3）: 656-664.

21. HAM S W, KUMAR S R, WANG B R, et al. Late outcomes of endovascular and open revascularization for nonatherosclerotic renal artery disease. Arch Surg, 2010, 145（9）: 832-839.

22. MIYATA T, SATO O, KOYAMA H, et al. Long-term survival after surgical treatment of patients with Takayasu's arteritis. Circulation, 2003, 108（12）: 1474-1480.

23. PARK M C, LEE S W, PARK Y B, et al. Clinical characteristics and outcomes of Takayasu's arteritis: analysis of 108 patients using standardized criteria for diagnosis, activity assessment, and angiographic classification. Scand J Rheumatol, 2005, 34（4）: 284-292.

24. MIYATA T. The Asia Pacific meeting for vasculitis and ANCA workshop 2012: surgical treatment for Takayasu's arteritis. Clin Exp Nephrol, 2014, 18（2）: 296-300.

出版者后记

Postscript

　　科学技术文献出版社自 1973 年成立即开始出版医学图书，50 余年来，医学图书的内容和出版形式都发生了很大的变化，这些无一不与医学的发展和进步相关。"中国医学临床百家"从 2016 年策划至今，感谢 700 余位权威专家对每本书、每个细节的精雕细琢，现已出版作品近 300 种。2018 年，丛书全面展开学科总主编制，由各个学科权威专家指导本学科相关出版工作，我们以饱满的热情迎来了"中国医学临床百家"丛书各个分卷的诞生，也期待着"中国医学临床百家"丛书的出版工作更加科学与规范。

　　近几年，中国的临床医学有了很大的发展，在国际医学领域也开始崭露头角。以首都医科大学附属北京天坛医院牵头的 CHANCE 研究成果改写美国脑血管病二级预防指南为标志，中国一批临床专家的科研成果正在走向世界。但是，这些权威临床专家的科研成果多数首先发表在国外期刊上，之后才在国内期刊、会议中展现。如果出版专著，又为多人合著，专家个人的观点和成果精华被稀释。为改变这种零落的展现方式，作为科技部主管、中国科学技术信息研究所主办的中央级综合性科技出版机构，我们有责任为中国的临床医生提供一个系统展示临床研究成果的舞台。为此，我们策划出版了这套高端医学专著——"中国医学临床百家"丛书。

"百家"既指临床各学科的权威专家，也取百家争鸣之义。

丛书中每一本书阐述一种疾病的最新研究成果和专家观点，按年度持续出版，强调医学知识的权威性和时效性，以期细致、连续、全面展示我国临床医学的发展历程。与其他医学专著相比，本丛书具有出版周期短、持续性强、主题突出、内容精练、阅读体验佳等特点。在图书出版的同时，同步通过万方数据库等互联网平台进入全国的医院，让各级临床医生和医学科研人员通过数据库检索到专家观点，并能迅速在临床实践中得以应用。

在与作者沟通过程中，他们对丛书出版的高度认可给了我们坚定的信心。北京协和医院邱贵兴院士说"这个项目是出版界的创新……项目持续开展下去，对促进中国临床学科的发展能起到很大作用"。我们感谢这么多临床专家积极参与本丛书的写作，他们在深夜里的奋笔，感动着我们，鼓舞着我们，这是对本丛书的巨大支持，也是对我们出版工作的肯定，我们由衷地感谢作者的支持与付出！

在传统媒体与新兴媒体相融合的今天，打造好这套在互联网时代出版与传播的高端医学专著，为临床科研成果的快速转化服务，为中国临床医学的创新和临床医生诊疗水平的提升服务，我们一直在努力！

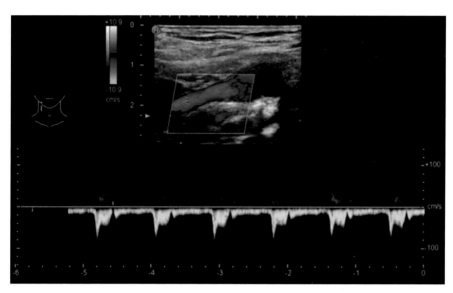

彩插 1　大动脉炎患者动脉超声多普勒影像：增厚的动脉管壁血流丰富（见正文 P25）

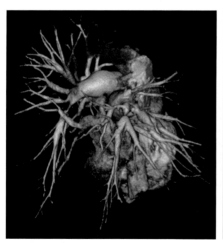

采用容积再现重建方法（VR 相），可见双下肺动脉主干及分支近段多发管腔狭窄。

彩插 2　大动脉炎患者肺动脉 CTA 图像
（见正文 P26）

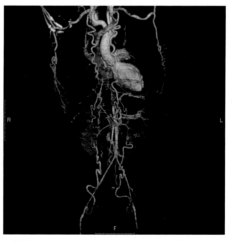

女性，34 岁，也是 VR 相，可以见到胸降主动脉没有造影剂充盈，腹主动脉管腔纤细，头臂血管增粗，双侧乳内动脉迂曲扩张，脊柱旁、双侧胸壁及腹壁大量动脉侧支形成。

彩插 3　大动脉炎患者 CTA 图像
（见正文 P27）

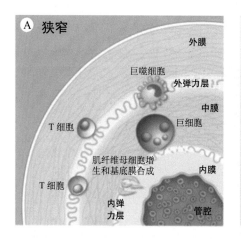
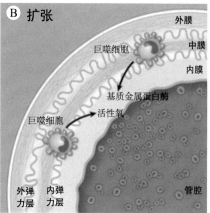
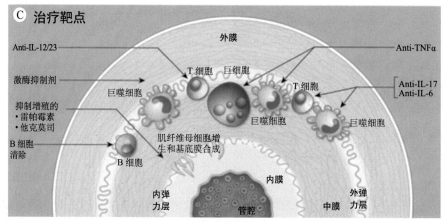

彩插 4　大动脉炎发病机制模式（见正文 P70）

源自：TOMBETTI E，MASON J C. Takayasu arteritis：advanced understanding is leading to new horizons. Rheumatology（Oxford），2019，58（2）：206-219.